Die besten **Wohlfühl-Massagen**

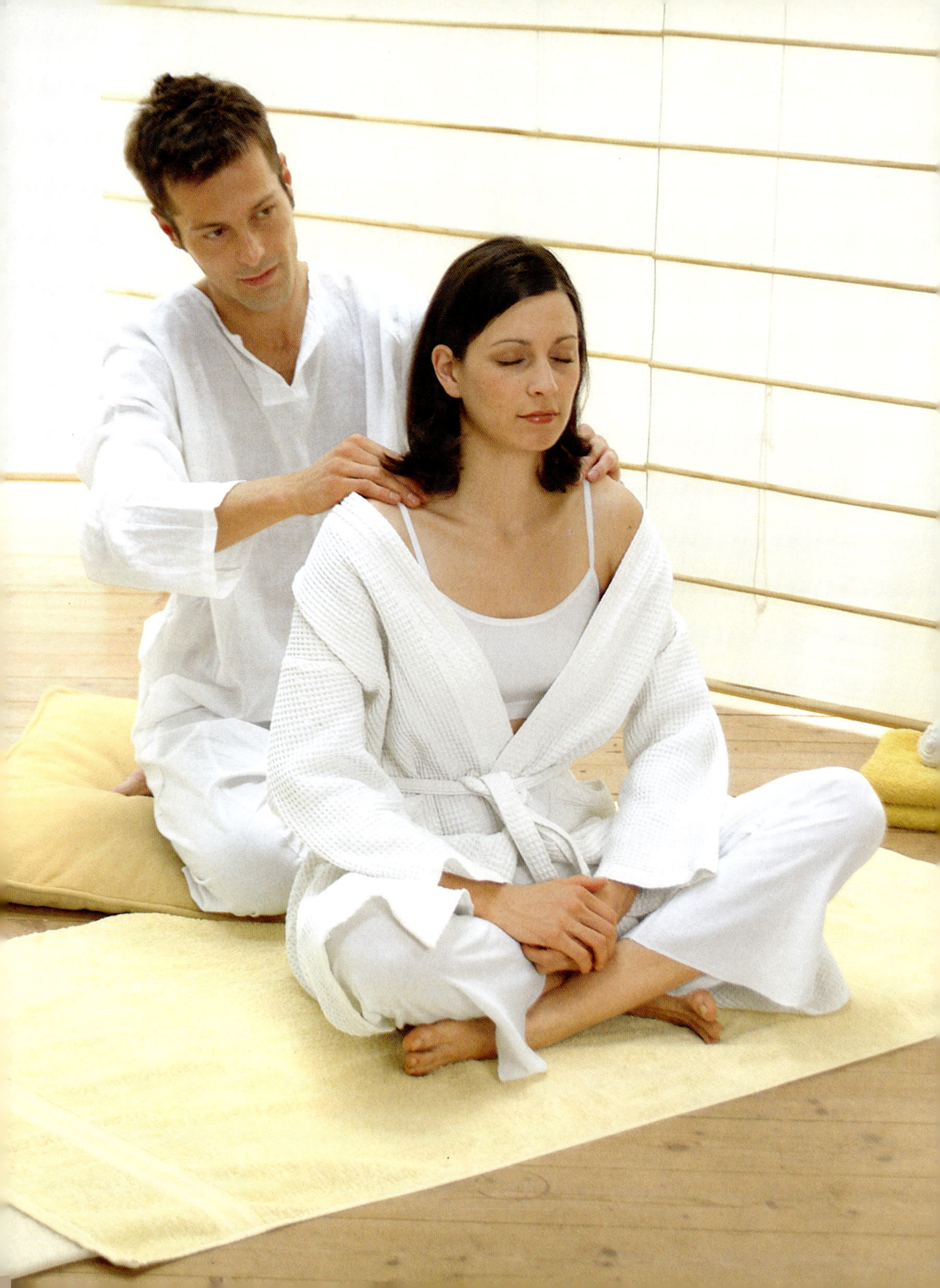

Die besten **Wohlfühl-Massagen**

Mehr Energie und Entspannung durch sanfte Berührung

urania

Bibliografische Information der Deutschen Bibliothek
Die Deutsche Bibliothek verzeichnet diese Publikation in der Deutschen Nationalbibliografie; detaillierte bibliografische Daten sind im Internet über http://dnb.ddb.de abrufbar.

Urania Verlag
in der
Verlagsgruppe Dornier GmbH
Postfach 80 06 69, 70506 Stuttgart

www.urania-verlag.de
www.verlagsgruppe-dornier.de

Bildnachweis:
Seite 2, 5, 9–59: Susanne Kracke, München;
Seite 6, 7, 60–158: Dominik Parzinger, München

Text: Seite 8–61: Zora Gienger;
Seite 148–158: Zora Gienger, Dr. Wilhelm Gienger;
Seite 62–147: Veronika Schnellbach, Aljoscha Schwarz, Ronald Schweppe
Grafik: Seite 69–73: Art & Form, München; Seite 125, 127, 130, 133, 136, 138, 140, 143, 145: Christian Hilt, München
Umschlaggestaltung: Behrend & Buchholz, Hamburg
Umschlagbild: Laureen March/Corbis
Lektorat und Bildredaktion:
Dr. med. Christiane Lentz
Layout: Dr. Alex Klubertanz
Realisation: Medienprojekte München
Satz: Arnold & Domnick, Leipzig
Druck: Westermann Druck Zwickau
Printed in Germany

ISBN 3-332-01888-4
ISBN 978-3-332-01888-2

▶ Wohlfühl-Massagen für Körper und Seele

▶ Selbstmassage zum Wohlfühlen

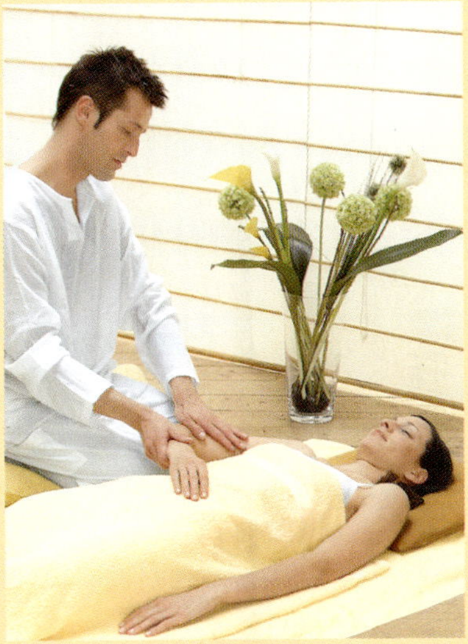

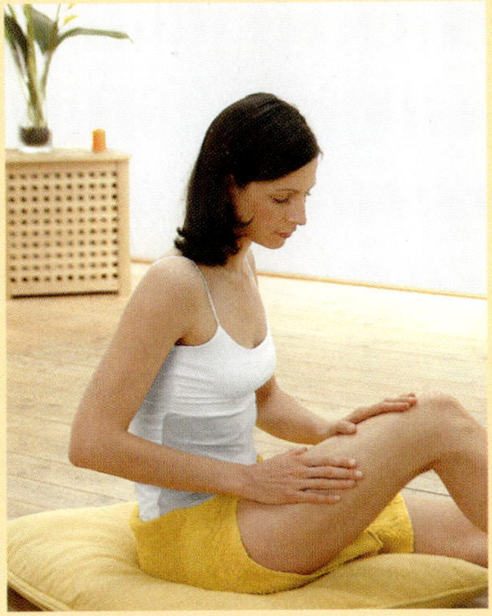

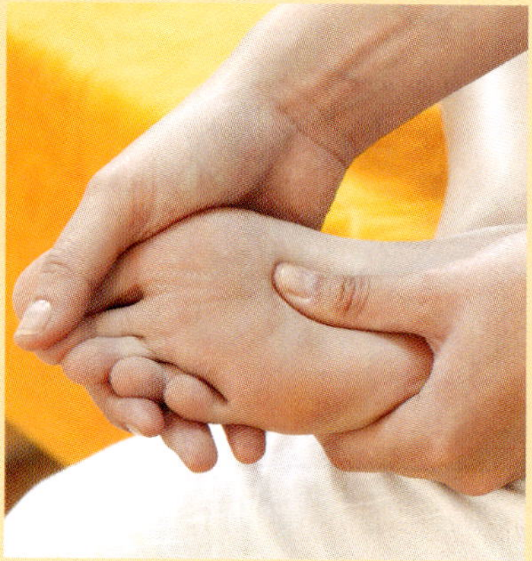

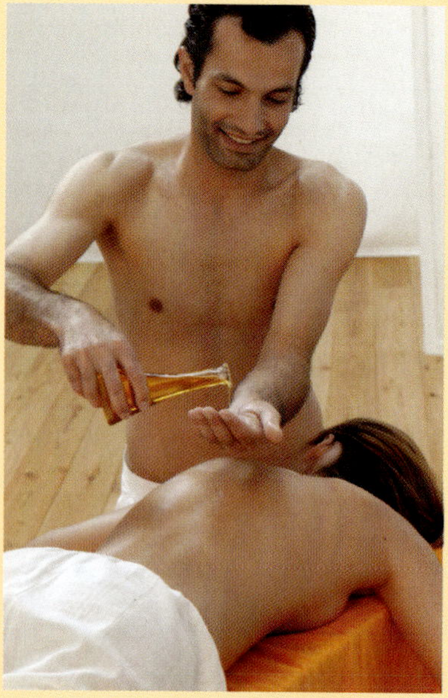

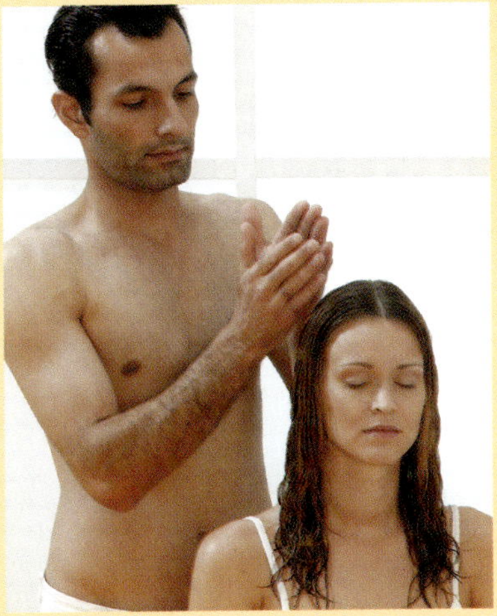

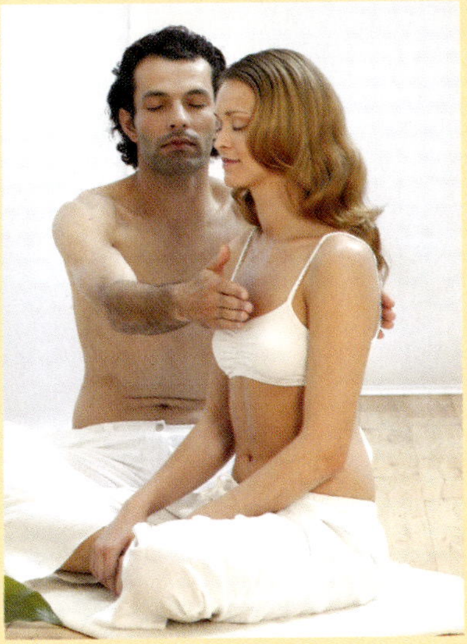

Wohlfühl-Massagen für **Körper** und **Seele**

- *Die heilsame Kraft sanfter Berührung*
- *Massieren kann wirklich jeder*
- *Die ausgiebige Partnermassage*

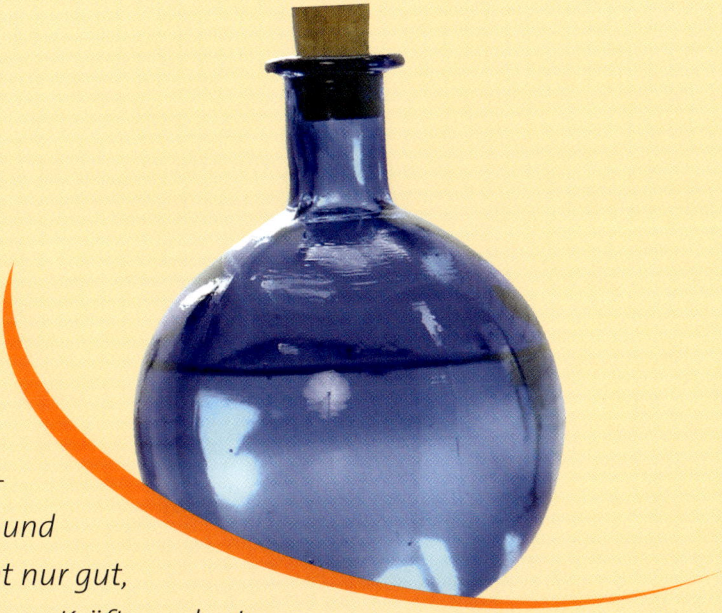

Lust auf Massage? Lust auf Wohlbefinden? Wohlfühl-Massagen sind Streicheleinheiten für Leib und Seele! Sie tun nicht nur gut, sondern wecken neue Kräfte und setzen blockierte Energien wieder frei. Für diese einfachen Massagen brauchen Sie keine teuren Hilfsmittel oder lange Vorbereitungen – es kann gleich losgehen!

Die **heilsame** Kraft sanfter **Berührung**

Um jemandem eine Wohlfühl-Massage zu geben, müssen Sie kein ausgebildeter Masseur sein. Die angewendeten Techniken sind ganz einfach auszuführen.

Ohne Berührungen kann der Mensch nicht leben und überleben. Jeder von uns kennt ihre heilsame Kraft: eine liebevolle Hand auf der Schulter, ein sanftes Streicheln über den Kopf eines Kindes, ein fester Händedruck zur Bestätigung, ein freundschaftliches Klopfen auf den Rücken – die schönste und intensivste Art und Weise, um mit einem Menschen in Kontakt zu treten, ist die Berührung. Doch leider bleibt im Alltag wenig Zeit für eine ausgiebige und innige Art der Zuwendung. Die Angst vor Gefühlen, vor dem Berühren und Berührtwerden, volle Terminkalender und das Gefühl, weder sich selbst noch anderen gerecht zu werden, schürt nur noch mehr Ängste und baut Mauern zwischen Menschen auf. Und nicht wenige Menschen haben eine große Scheu, sich selbst zu berühren.

Die Sehnsucht nach körperlichem Kontakt als Nahrung für Leib und Seele bleibt aber bestehen und glücklicherweise findet er langsam wieder Einzug in Familien und Lebensgemeinschaften.

Die Selbstmassage und die gegenseitige Massage tragen deshalb nicht nur zum persönlichen Wohlgefühl bei, sondern eröffnen jedem eine einfache Möglichkeit, sich selbst und andere Menschen zu berühren und sich daran zu erfreuen.

Massieren als Geschenk

Eine Massage ist auch immer ein Ausdruck der Liebe und ein einzigartiges Erlebnis von Nähe, Körperkontakt und Vertrauen. Doch nicht immer gelingt es, dieses Geschenk problemlos weiterzugeben und/ oder anzunehmen.

Und am Anfang jeder Massage steht eine spannende Entdeckungsreise, egal, ob alleine oder mit einem Partner. Man muss bereit sein, sich auf dieses Abenteuer einzulassen. Wer seine Scheu überwindet, erlebt viel Wohlbefinden und kann alle Vorteile einer Wohlfühl-Massage als Massierter von ganzem Herzen genießen und das Geschenk einer Massage ebenso weitergeben. Dem puren Wohlgefühl steht nichts mehr im Weg.

Die Wirkungen einer Wohlfühl-Massage

- Körperliche Entspannung, Auflösung muskulärer Verspannungen
- Linderung von körperlichen Beschwerden wie beispielsweise Spannungskopfschmerzen
- Körperliche Erholung und Regeneration
- Auflösung von Ängsten und Blockaden
- Selbstliebe und Liebe als verbindendes Miteinander werden erlebt.
- Stärkung familiärer, partnerschaftlicher und freundschaftlicher Bande
- Ruhe und Gelassenheit stellen sich dauerhaft ein.
- Körperliche, geistige und seelische Belebung
- Förderung der Kreativität, Lösung von geistigen Blockaden
- Aktivierung des Energieflusses im Körper
- Entspannung in stressigen Situationen, z. B. im Büro
- Ganzheitliche Heilung wird in die Wege geleitet.
- Stärkung von Vertrauen und Selbstvertrauen
- Ausgleich von Geben und Nehmen
- Förderung von Hingabe und der Bereitschaft, sich für andere Menschen einzusetzen

Wer sich auf das Erlebnis Wohlfühl-Massage einlässt, kann sicher sein, dass er in jeder Hinsicht – körperlich, geistig und seelisch – davon profitieren wird.

Massieren **kann** wirklich **jeder**

Derjenige, der zum ersten Mal eine Massage schenkt, kann seine Scheu überwinden, indem er die Massagegriffe zunächst an sich selbst ausprobiert.

Massieren und Massiertwerden gehören zu den grundlegenden Elementen des Menschseins. Jeder Mensch ist deshalb in der Lage, einem anderen eine liebevolle Wohlfühl-Massage zu schenken. Im Unterschied zur therapeutischen Massage, die gegen Entgelt von einem professionellen Masseur geleistet wird, spielt bei der Wohlfühl-Massage die gegenseitige Sympathie eine große Rolle. Dabei muss die Grundstimmung zwischen den Massagepartnern stimmen. Denn die Wohlfühl-Massage ist eine sehr intime und familiäre Massage.

In meinen Kursen kennen sich die Teilnehmer zunächst einmal nicht. Aber auch da gilt dieselbe Regel: Die beiden Massagepartner müssen sich sympathisch sein. Zur Wahrung der nötigen Distanz bleiben im Kurs die Kleidungsstücke an. Innerhalb des Familien- oder Freundeskreises sollte auch nur massiert werden, wenn die Grundstimmung richtig ist. Wenn einer der Partner Angst vor der Massage hat, sollte darauf verzichtet werden.

Was Sie beim Massieren beachten sollten

▶ Massieren Sie nur diejenigen Menschen, die Ihnen am Herzen liegen und gegen die Sie keinen Groll hegen.

▶ Beide Partner sollten zur Massage bereit sein.

▶ Zu einer Wohlfühl-Massage gehört eine friedliche Stimmung. Liegt Ärger in der Luft oder hatten Sie Streit, ist es besser, auf das Massieren zu verzichten.

▶ Eine Massage kann nicht erzwungen werden! Sie ist ein Geschenk zwischen Gebendem und Nehmendem.

- Auch wenn die Massage als Trostpflaster gute Dienste leistet, sollte sie immer von Herzen kommen und nicht mechanisch erledigt werden, weil Sie sich zum Helfer berufen fühlen oder denken, Sie müssten jetzt unbedingt dem anderen etwas Gutes tun.
- Achten Sie darauf, dass ein wirkliches Geben und Nehmen stattfindet. Wenn der eine Partner immer massiert wird und der andere nur selten, dann ist dies ein egoistisches Verhalten seitens des Massierten!
- Jede Wohlfühl-Massage soll gut tun und das Wohlbefinden steigern. Die Massage darf deshalb nicht mit Schmerzen verbunden sein.
- Einfühlungsvermögen ist angesagt! Gehen Sie beim Massieren auf die Wünsche des Partners ein und richten Sie sich nach seiner Druckempfindlichkeit. Manche Menschen wollen nur ganz leicht berührt werden, andere benötigen festere Massagegriffe.

Für eine Wohlfühl-Massage benötigen Sie wirklich nicht viel: eine bequeme Unterlage, ein oder zwei kleine Kissen, ein großes Handtuch und ein gutes Massageöl.

Vorbereitungen für die Wohlfühl-Massage

Wer eine kurze Wohlfühl-Massage für zwischendurch zum Fitwerden benötigt, wird nur wenige Massagevorbereitungen treffen müssen. Auch die schnelle Selbstmassage kann im Handumdrehen angewandt werden. Wer sich aber richtig wohl fühlen möchte und sich und dem Partner Gutes tun will, der kümmert sich schon vor der Massage um ein angenehmes Wohlfühlambiente. Allein schon das Dekorieren und Schmücken Ihres »Wohlfühltempels« kann so viel Freude bereiten, dass sämtliche Alltagsbeschwerden wie von selbst verschwinden. Ihrer Phantasie und Ihrer Kreativität sind dabei keine Grenzen gesetzt.

Liebevolle Atmosphäre schaffen

- Lüften Sie kurz und heizen Sie gegebenenfalls gut ein. Der Raum, in dem die Massage stattfindet, sollte mollig warm sein.
- Bereiten Sie dann das Massagelager. Wer keine professionelle Massagebank besitzt, massiert am besten auf einer Matratze am Boden, auf mehreren dicken Decken, Yoga- oder Gymnastikmatten.

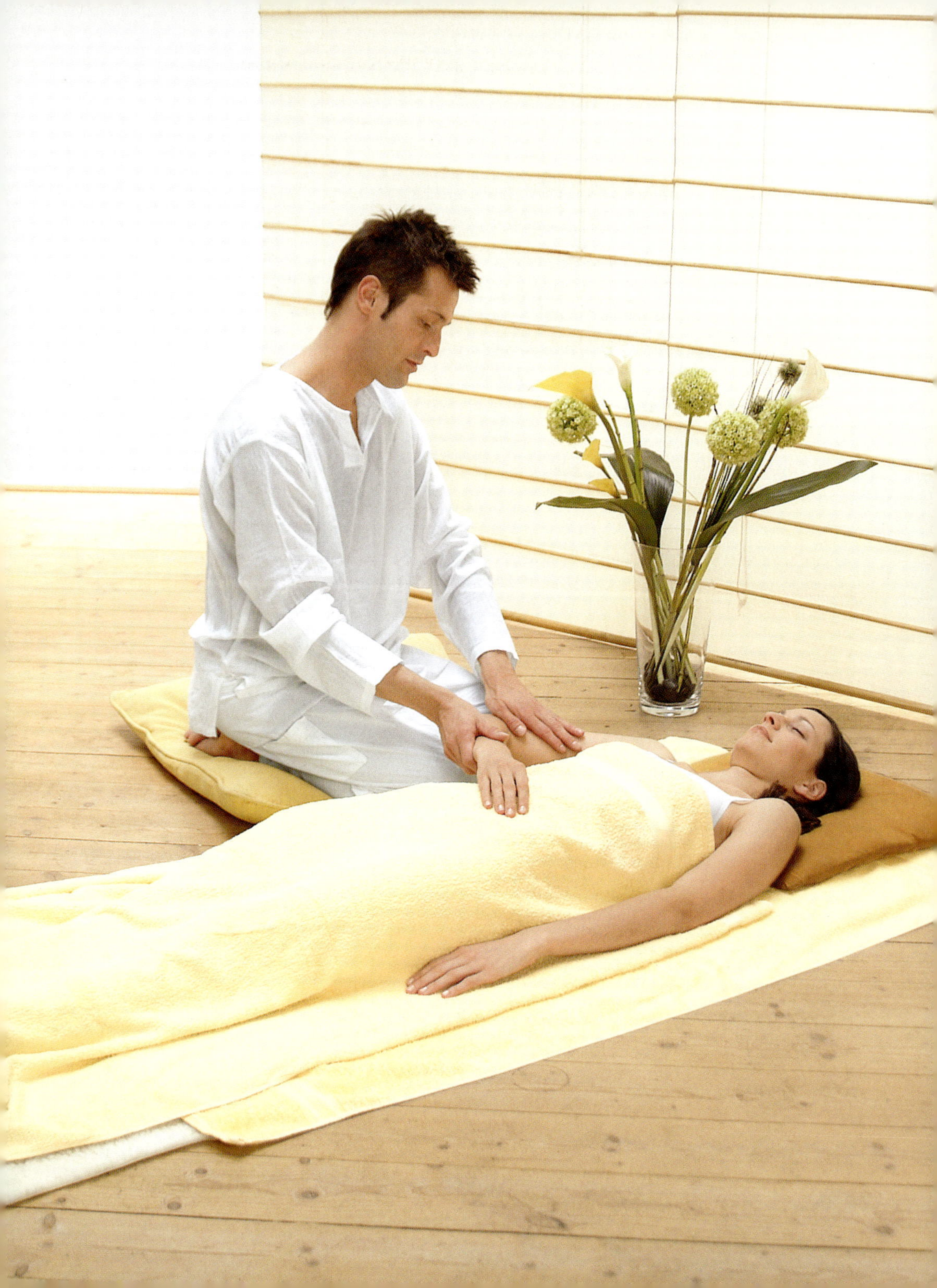

▶ Wer keinen Teppichboden, sondern nur kalte Fliesen hat, sollte den Bereich der Massage mit vielen warmen Decken auslegen oder auf einem großen Bett massieren.

▶ Der Massierende achtet darauf, es sich beim Massieren so bequem wie möglich zu machen, und legt sich Kissen und Decken zum Sitzen und Knien bereit. Dazu gehört auch eine bequeme Kleidung.

▶ Schmücken Sie den Raum mit frischen Blumen, einem angenehmen Salzkristalllicht, einer schönen Duftlampe, Tüchern und Kerzen oder mit anderen schönen Dingen.

▶ Helles Neonlicht sollte ausgeschaltet werden.

Wer auf einem Bett massiert, sollte darauf achten, als Massierender neben dem Massierten genügend Platz darauf zu haben (Doppelbettbreite ist ideal).

Liebevolle Vorbereitungen

▶ Haben Ihre Fingernägel eine angenehme Massagelänge? Wenn nicht, sollten Sie sie unbedingt kürzen. Lange Nägel sind ausgesprochen unangenehm!

▶ Legen Sie sämtliche Schmuckstücke ab. Dies gilt für beide Massagepartner.

▶ Eiskalte Hände erwärmen Sie vor der Massage im Wasserbad.

▶ Auch Ihr Massageöl sollte wohltemperiert sein. Sie können es kurz in einem Schälchen im Wasserbad auf dem Herd erwärmen oder vor einen Heizlüfter stellen. Auch ein auf der Heizung liegendes, verschlossenes Fläschchen wird warm, wenn es lange genug dort liegt.

▶ Die Körperteile, die im Augenblick nicht massiert werden, am besten immer mit einer dicken, nicht kratzenden Decke zudecken.

▶ Neigt der Massierte zu kalten Füßen, sollte er dicke Socken anziehen. Wer extrem kalte Füße hat, kann sie vorher in einem warmen Fußbad erwärmen oder eine Wärmeflasche an die Füße legen.

▶ Denken Sie daran, dass beim Massieren das Massageöl auf die Unterlage geraten kann und eventuell auch auf die Kleidung der Massagepartner! Deshalb ist es ratsam, sich entsprechend zu kleiden und die Unterlage mit Handtüchern abzudecken.

Achten Sie darauf, dass es während der Massage angenehm warm ist. Weder Sie noch Ihr Massagepartner dürfen frieren.

Wann Sie die Massage unterbrechen oder beenden sollten

- Wenn Sie oder der Partner sich plötzlich unwohl fühlen.
- Wenn starke Emotionen auftauchen und Tränen fließen.
- Wenn Schmerzen entstehen oder die Massage Schmerzen bereitet.
- Wenn der Massierte signalisiert, dass er genug hat oder nicht mehr liegen kann.

Liebevoller Austausch

Sie können vor der Massage einige Schlucke warmen Tee zu sich nehmen. Warmer Kräutertee, aber auch klares Wasser helfen bei der Entschlackung und unterstützen den Entgiftungsprozess Ihres Organismus.

- Vor der Massage sollten Sie sich verständigen: Wird Musik gewünscht? Gibt es Körperteile, die viel Aufmerksamkeit benötigen?
- Sorgen Sie für Ruhe, indem Sie sämtliche Lärmquellen ausschalten, also die Türglocke, das Telefon und das Handy abstellen.
- Pressen Sie die Massage nicht zwischen zwei Termine. Nehmen Sie sich Zeit für einander.
- Einigen Sie sich auf die Dauer der Massage. Weniger ist manchmal mehr. Nicht jeder hält eine halbe Stunde liegend aus.

Die beste Zeit für eine Massage

Die beste Zeit für eine Massage ist immer dann, wenn beide Massagepartner Zeit und Lust dazu haben. Dies kann zur ungewöhnlichsten Tages- und Nachtzeit sein! Nach der Massage sollten Sie noch Zeit zur Ruhe und Muße haben und nicht gleich zum nächsten Termin hetzen müssen. Je nach Länge und Art der Wohlfühl-Massage kann sie am Abend oder am Morgen erfolgen:

- Kräftige Morgenmassagen zum Fitwerden dauern nicht lang und wecken die müden Glieder.
- Entspannende Abendmassagen können so lange dauern, wie Sie wollen. Sie beruhigen und lassen Ruhe einkehren. Danach sollten Sie nichts mehr vorhaben. Wer möchte, geht anschließend gleich ins Bett.

▶ Auch eine Kurzmassage vor dem Mittagsschlaf schafft Wohligkeit und man kann vom Alltag abschalten. Sie hilft – auch ohne ein Nickerchen – über das Mittagstief hinweg und schenkt neue Kräfte.

Die gemeinsame Massage genießen

Vor der Wohlfühl-Massage sollten beide Massagepartner zur Ruhe kommen. Aufregung, Ärger oder zu viele Gedanken, die im Kopf kreisen, verhindern eine wohltuende Massage. Nervosität, Unruhe und grüblerische Gedanken übertragen sich von einem zum anderen Partner. Wer keine Ruhe findet, sollte die Massage verschieben und sich vorher ein entspannendes Bad oder einen Spaziergang gönnen.

Halten Sie für eine Wohlfühl-Massage einige weiche Kissen oder Rollen bereit, die Sie Ihrem Partner bei Bedarf unter die Brust, die Fußknöchel oder die Kniekehlen schieben können – damit er so angenehm wie nur möglich liegt.

So kommen Sie zur Ruhe

▶ Beginnen Sie nicht sofort mit der Massage. Trinken Sie einen warmen Tee und stimmen Sie sich ein, indem Sie sich zurückziehen.
▶ Manchmal ist ein klärendes Gespräch vor der Massage nötig.
▶ Stimmen Sie sich auf die Massage ein. Streichen Sie als Massierender mit beiden Händen von oben nach unten über den Körper, um die eigenen Anspannungen zu lösen. Schließen Sie die Augen, atmen Sie einige Male kräftig ein und aus und stellen Sie sich vor, wie Sie ganz bei sich selbst sind.
▶ Legen Sie beide Handflächen zusammen und spüren Sie in Ihr Herz hinein. Zwischen Ihnen und Ihrem Massagepartner sollte ein schönes Gefühl von Sympathie oder Liebe fließen.
▶ Der Massierte atmet mehrmals ein und aus, legt sich hin, schließt die Augen und denkt mit Dankbarkeit an die Massage.

Bitte schweigen!

▶ Während der gesamten Massage sollten Sie kein Gespräch führen und auch keine Kommentare abgeben. Nur in der Stille kann sich der ganze Mensch körperlich, geistig und seelisch erholen. Reden ist

Wer psychisch krank oder instabil ist, sollte nur von erfahrenen Therapeuten massiert werden. Dasselbe gilt für Epileptiker.

Wann Sie nicht massieren sollten

- Bei Fieber und Infektionskrankheiten
- Bei Übelkeit, Erbrechen und Durchfall
- Bei Hautausschlägen und ungeklärten Hauterkrankungen
- Bei entzündlichen Krankheiten
- Bei Schmerzen
- Bei Wunden, frischen Narben und Verbrennungen
- Bei schweren Herzerkrankungen
- Bei frischen Knochenbrüchen
- Bei Krampfadern und Venenproblemen nicht die Beine massieren

anstrengend und verhindert, dass man in einen entspannten Bewusstseinszustand wechseln kann. Stille ist wohltuend in einer Gesellschaft, in der die Ohren dauernd lauten Missklängen ausgesetzt sind.

Wenn Sie Hintergrundmusik einsetzen, sollte sie nur ganz leise und von wirklich wohltuendem Klang sein. Meiden Sie alle rhythmischen, schnellen oder aufregenden Musikstücke.

▶ Schaffen Sie nur dann einen sanften musikalischen Rahmen, wenn der Massierte es sich ausdrücklich wünscht.

▶ Wenn die Musik Ihrem Partner nicht gefällt, schalten Sie sie bitte ab.

Kurz vor der Massage

▶ Wenn es noch etwas zu sagen gibt, dann tun Sie es jetzt.

▶ Nachdem Sie die ersten Griffe angewandt haben, sollten Sie nachfragen, ob der Druck richtig ist. Manche Menschen wollen kräftig massiert werden, manche nur ganz leicht.

Nach der Massage

▶ Gönnen Sie sich mindestens 10 Minuten Ruhe. Der Partner wird mit einer Decke zugedeckt und kann dem sinnlichen Erlebnis nachspüren.

▶ Rekeln Sie sich beide ausgiebig und atmen Sie tief durch.

▶ Der Massierende wäscht sich die Hände, der Massierte wippt mit den Füßen und ballt die Hände, um den Kreislauf wieder anzuregen.

▶ Ein Glas lauwarmes Wasser oder warmer Tee runden das Erlebnis ab und lassen Sie noch einmal in die Zauberwelt der Sinnlichkeit sinken.

Grundlagen der Massagegriffe

Die Wohlfühl-Massage kommt mit wenigen Grundgriffen aus: unter anderem sanftes Streichen, Drücken, Kneten und Kreisen. Kräftiges Klatschen und Klopfen wie bei der klassischen Massage werden nicht angewandt. Dafür gibt es einige Schüttelgriffe, die über die Vibration des Gewebes entspannen.

Einfache Grundgriffe

▶ Das Besondere der Wohlfühl-Massagen sind einfache Grundgriffe, die mit ihren anschaulichen Namen gut zu merken sind. Stellen Sie sich vor, Sie malen, zeichnen oder werken kreativ mit Ihren Händen.

▶ Viele Griffe haben symbolischen Charakter und sprechen die rechte und die linke Gehirnhälfte an. Das kreative Arbeiten macht Spaß und kann auch von Kindern schnell erlernt werden.

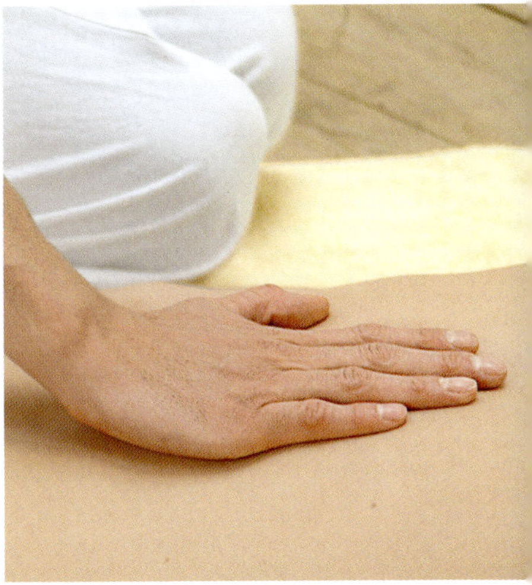

Das Streichen

Das Streichen

▶ Dabei streichen Sie mit flacher Hand und mit sanftem Druck über die Haut. Das Massageöl wird weiträumig verteilt.

▶ Streichungen verlaufen synchron oder spiegelbildlich mit beiden Händen gleichzeitig. Zum Streichen gehört auch das gegengleiche Verschieben des Gewebes.

Wirkung: Aktivierung des Lymphsystems, Entgiftung, positiver Reiz auf das vegetative Nervensystem, Beruhigung und Entspannung

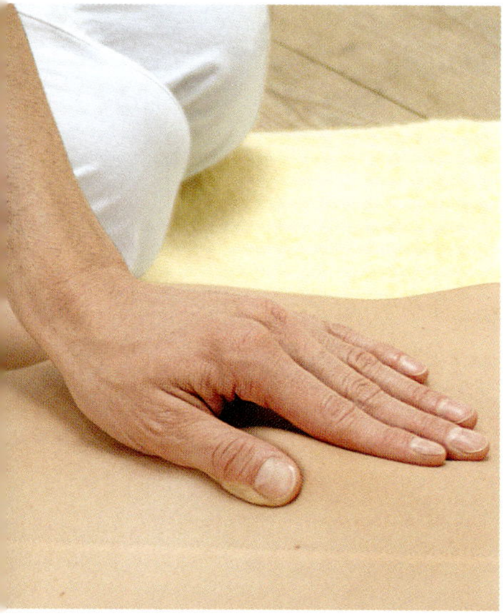

Das Kneten

▶ Beim Kneten wird das Muskelgewebe zwischen dem Daumen und den anderen Fingern leicht angehoben und sanft »verformt«, so als wollten Sie das Gewebe auspressen (Bild oben).

▶ Stellen Sie sich dabei einen Hefeteig vor, den Sie genauso bearbeiten würden.

▶ Geknetet wird entweder synchron oder spiegelbildlich mit beiden Händen oder aber nur mit einer Hand parziell oder über den gesamten Bereich verteilt.

Wirkung: Durchblutung und Belebung der Muskulatur, Lockerung der Muskulatur, Auflösung von Verhärtungen, Verbesserung des gesamten Stoffwechsels, Aktivierung der Organe

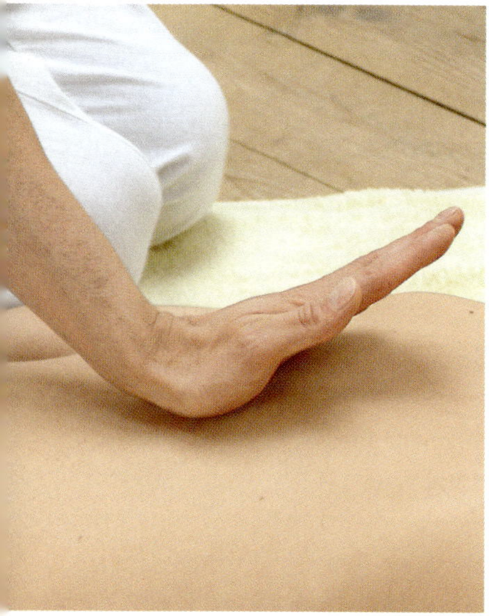

Das Kreisen, Drücken und Reiben

▶ Kreisen und Drücken geschieht entweder großflächig mit dem Handballen (Bild unten), mit mehreren Fingern oder punktuell mit einem Finger bzw. dem Daumen.

▶ Beim Reiben wird über eine verhärtete Muskelstelle gestrichen, bis sich die Verhärtung löst.

▶ Kreisen, Drücken und Reiben eignen sich für Körperbereiche, die nicht geknetet werden sollten, wie zum Beispiel Kopf, Gesicht, Hände, Füße und der Bereich um die Wirbelsäule herum.

Wirkung: Linderung von Schmerzen, Verbesserung der Durchblutung, Anregung des Stoffwechsels, Abtransport von Schlacken, Belebung des Energieflusses im gesamten Körper

Das Schütteln

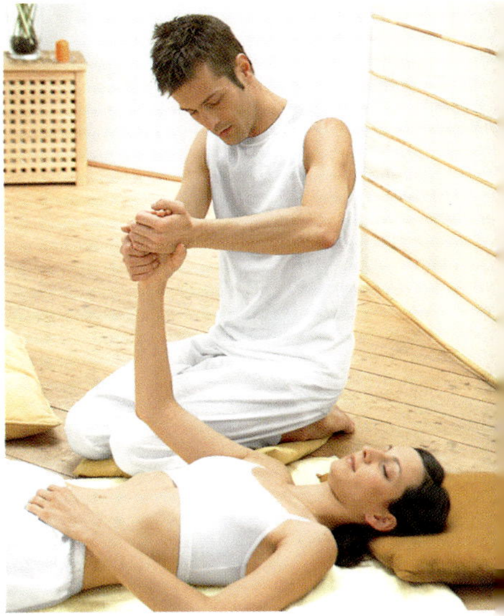

▶ Beim behutsamen Schütteln wird ein ganzer Muskelbereich zwischen die Hände genommen und schüttelnd gelockert.

▶ Schütteln an Armen und Beinen erfolgt aus dem Gelenk heraus (Bild oben).

▶ Anfangs ist es für den Massierten nicht immer einfach, beim Schütteln ganz loszulassen und diesen Vorgang einfach geschehen zu lassen. Man ist dabei immer versucht, ein wenig »mitzuhelfen«. Hier heißt es, sich ganz hinzugeben und dem Massierenden zu vertrauen.

Wirkung: Lockerung schmerzender Muskeln vor allem nach körperlichen Anstrengungen, Erleichterung des Loslassens und Geschehenlassens im geistigen und seelischen Bereich

Der dehnende Druck

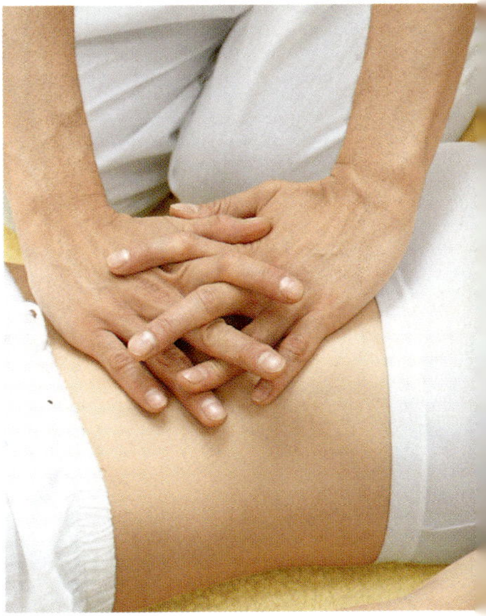

▶ Diese besondere Form eines Massagegriffes wird mit der ganzen Hand oder beiden übereinander liegenden oder verschränkten Händen ausgeführt (Bild unten).

▶ Der dehnende Druck wird im Atemrhythmus des Massierten ausgeführt.

▶ Beim Ausatmen erfolgt der Druck, beim Einatmen wird losgelassen.

Wirkung: großflächige Dehnung der Muskulatur nach langer sitzender Tätigkeit oder körperlicher Anstrengung, Linderung von Schmerzen, meditative Wirkung, Förderung von Konzentration und geistiger Kreativität

Die **ausgiebige** **Partner**massage

Wenn Sie Ihren Partner in eine tiefe Entspannung führen wollen, bewegen Sie Ihre Hände stets rhythmisch in vielen gleichförmigen Wiederholungen. Ein immer wiederkehrender Bewegungsrhythmus wirkt meditativ auf den Massierten und ebenso auf den, der die Massage ausführt.

Die Kunst des Massierens liegt darin, den Partner mit ganzem Herzen und dem sanften Gleiten der Hände zu verwöhnen. Die Massagetechnik steht dabei nicht im Vordergrund. Je fließender die Bewegungen sind, je harmonischer und gleichmäßiger sie ausgeführt werden, desto mehr Wohlempfinden werden Sie damit erzeugen. Und je entspannter Sie selbst beim Massieren sind, desto mehr können Sie an Kraft und Liebe verschenken. Also versuchen Sie nicht zu verkrampfen, bleiben Sie im sanften Massagebewegungsfluss integriert und lockern Sie gegebenenfalls zwischendurch Ihre Hände und Arme.

Ein paar letzte Tipps für die Wohlfühl-Massage

- Massieren Sie rhythmisch mit gleichförmigen Wiederholungen.
- Halten Sie immer wenigstens mit einer Hand Körperkontakt.
- Wechseln Sie nicht abrupt die Massagetechnik.
- Versuchen Sie vom einen zum anderen Massagegriff sanft überzuwechseln.
- Führen Sie jeden Massagegriff mindestens 3 Minuten lang aus und wechseln Sie erst dann zum nächsten Griff.
- 15 Minuten Teilmassage sind für Massageanfänger genug. Erst im Lauf der Zeit können Sie sich steigern, je nach Lust und Laune.
- Für eine Ganzkörpermassage benötigen Sie mindestens 30 Minuten.
- Je mehr Sie Ihrer Intuition nach vorgehen, desto besser! Lassen Sie Ihre Hände einfach arbeiten.
- Wenn Ihnen mit der Zeit eigene Massagegriffe einfallen, wenden Sie sie an. Keine Angst, Sie können dabei nichts falsch machen.

Die Rückenmassage

Ein verspannter Rücken nach stundenlangem Sitzen – nichts kann nun besser sein als eine Wohlfühl-Massage. Der Rücken ist nämlich die Problemzone Nummer eins. Ihn zu verwöhnen steht deshalb stets an erster Stelle einer Wohlfühl-Massage. Und wie keine andere Körperregion eignet sich der Rücken auch für eine ausführliche, großflächige Massage, die allen Beteiligten Spaß bereitet. Ihr Massagepartner wird gar nicht merken, wie schnell die Zeit vergeht, und ganz verwundert sein, wenn die Massage schon zu Ende ist.

▶ Hier gilt wie bei keiner anderen Massage: hinlegen, entspannen und genießen! Ihr Massagepartner sollte mit nacktem Rücken und heruntergezogener Unterhose, quasi gesäßfrei, auf dem Bauch liegen, Sie sitzen oder knien daneben. So können Sie beim Massieren bis zum Gesäß arbeiten. Beine und Füße werden mit einer Decke zugedeckt.

▶ Beginnen Sie immer mit dem Sonnenstrahlengriff! Danach wenden Sie einige der Gleitgriffe an. Ansonsten können Sie die Reihenfolge der Massage nach Belieben variieren.

Da die Rückenmassage kinderleicht ist, können auch kleine Kinder sie schnell erlernen und bei ihren Eltern anwenden! Kinder lieben es nämlich, massiert zu werden und mit ihren kleinen Fingern auch Mamas und Papas Rücken Gutes zu tun!

Wärmende Sonnenstrahlen

▶ Bei dieser Massage wird das Öl großflächig mit beiden Händen von den Schultern gerade herunter bis zum Gesäß gestrichen. Arbeiten Sie mit sanftem Druck.

▶ Setzen Sie alle Finger oben an den Schultern auf und streichen Sie den gesamten Rücken ab. Stellen Sie sich dabei vor, wie wärmende Sonnenstrahlen aus Ihren Handflächen heraus in den Rücken gleiten.

Das Herz

▶ Dieser Griff ist auch ein sanftes Streichen. Legen Sie beide Handflächen in die Mitte des Rückens und stellen Sie sich vor, dass Sie mit jeder Hand eine Hälfte eines Herzes malen. Ihre Hände gleiten spiegelbildlich mit sanftem Schwung zu den Schultern und dann nach unten. Sie

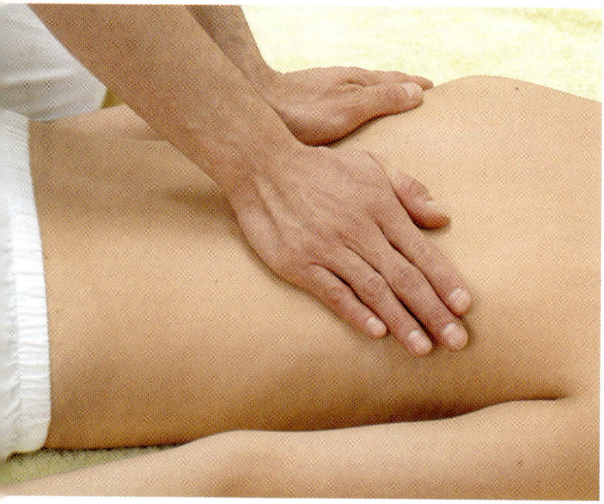

Der Schmetterling

treffen sich wieder am Kreuzbein, kurz bevor es in das Gesäß übergeht.

▶ Nun gleiten die Hände an der Wirbelsäule entlang zum Ausgangspunkt zurück und beginnen von vorn. Sie malen ein großes Herz auf den Rücken.

Der Schmetterling

▶ Stellen Sie sich vor, ein Schmetterling öffnet seine Flügel. Sie legen beide Hände in die Mitte des Rückens, rechts und links von der Wirbelsäule.

▶ Ihre linke Hand gleitet nach links zum Rand des Rückens, Ihre rechte Hand nach rechts und beide wieder zurück.

▶ Langsam arbeiten Sie sich mit diesem Streichgriff nach unten und wieder nach oben bis zu den Schultern.

▶ Beenden Sie diesen Massagegriff, wenn Sie nach ca. 3 Minuten wieder am Gesäß angekommen sind.

Das Kreuz

▶ Ihre linke Hand liegt auf der rechten Schulter Ihres Partners. Mit sanftem Druck gleiten Sie mit der Handfläche nach unten diagonal zur linken Hüfte Ihres Partners.

▶ Sogleich übernimmt Ihre rechte Hand die Massage und beginnt von der linken Schulter Ihres Partners zur rechten Hüfte zu streichen. Sie malen ein großes Kreuz auf den Rücken.

Die Spirale

▶ Hierbei arbeiten Ihre Hände wieder spiegelbildlich. Sie malen 2 Spiralen über den Rücken. Beginnen Sie an den Schultern und gleiten Sie mit den Handflächen rechts und links der Wirbelsäule entlang spiralförmig nach unten, immer von innen nach außen – der Spiralenbogen zeigt also nach außen. Beginnen Sie wieder oben.

▶ Setzen Sie die Hände nun ein wenig weiter voneinander entfernt auf. So arbeiten Sie über den ganzen Rücken.

▶ Die Spirale kann in großen und auch in kleinen Kreisen ausgeführt werden.

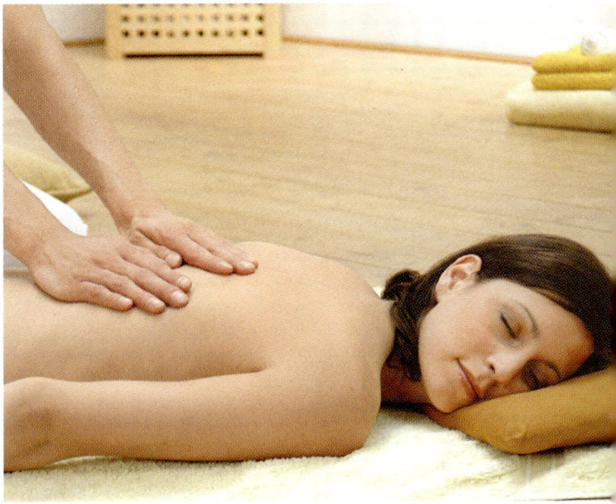

Die liegende Acht

▶ Hier arbeiten Ihre Hände nicht spiegelbildlich, sondern synchron. Beide Hände führen also die gleiche Bewegung in dieselbe Richtung aus.

▶ Legen Sie die Handflächen nebeneinander in die Mitte des Rückens und malen Sie eine liegende Acht (Unendlichkeitszeichen) über den Rücken.

▶ Wandern Sie fließend mit beiden Händen nach unten bis zum Gesäß.

▶ Dann beginnen Sie von vorne. Vergessen Sie nicht den Schulterbereich!

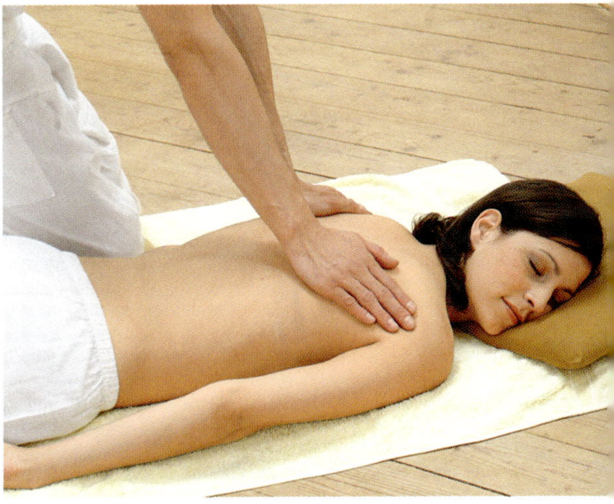

Oben: die liegende Acht
Unten: die Flügel

Die Flügel

▶ Diese Gleitbewegung ist speziell für die Schulterblätter gedacht.

▶ Ihre Handflächen arbeiten spiegelbildlich und malen große Ovale, die wie rundliche Vogelflügel aussehen, mehrmals hintereinander um die Schulterblätter herum.

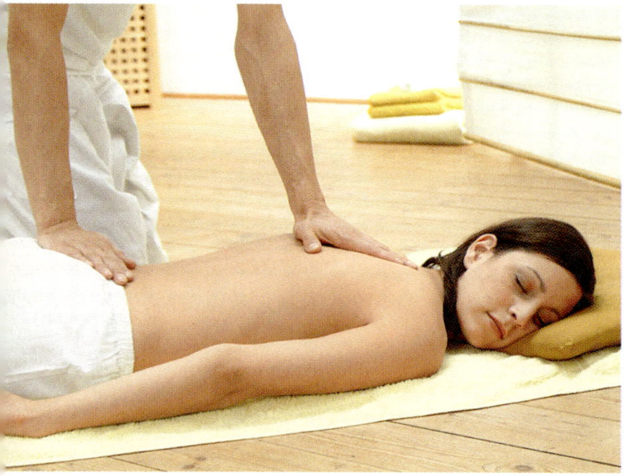

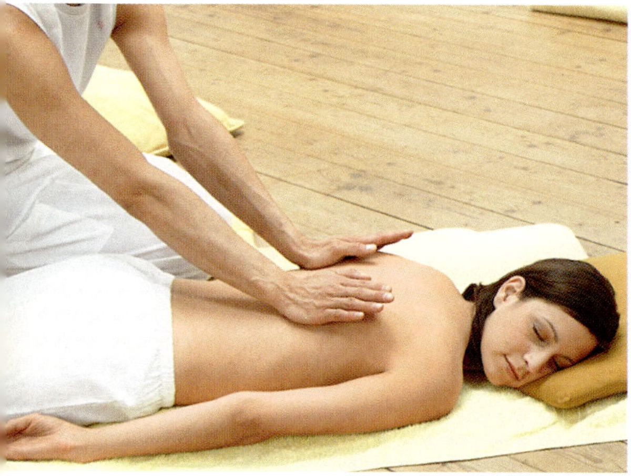

Oben: das Dach
Unten: die Bärentatzen

Das Dach

Bei dieser Gleitbewegung setzen Sie sich zuerst links neben Ihren Partner. Legen Sie die rechte Hand auf sein Kreuzbein. Die linke Hand wird gespreizt (alle Finger liegen eng beieinander, nur der Daumen ist weit weggestreckt).

▶ Mit der gespreizten Hand gleiten Sie jetzt von oben her den Rücken entlang zum Gesäß hinunter, bis sich Ihre beiden Hände dort treffen.

▶ Dann beginnen Sie wieder von oben.

▶ Setzen Sie sich nun auf die rechte Seite Ihres Partners und wiederholen Sie die Massage mit der rechten Hand.

Die Bärentatzen

▶ Die Bärentatzen sind kreisförmige Bewegungen mit dem Handballen.

▶ Arbeiten Sie spiegelbildlich und stellen Sie sich vor, wie ein Bär über den Rücken tappt. Führen Sie die Kreisbewegung immer nach außen hin aus.

Der Ringelwurm

▶ Hierbei arbeiten Sie mit den Daumen kreisend spiegelbildlich rechts und links der Wirbelsäule. Beginnen Sie im Lendenwirbelbereich. Massieren Sie in winzigen Kreisen nach oben.

▶ Stellen Sie sich dabei 2 kleine Ringelwürmer vor, die die Wirbelsäule entlangwandern.

Der Halbmond

▶ Dieser Gleitgriff verläuft wieder spiegelbildlich. Sie legen die Handflächen auf die Schultern Ihres Partners und gleiten nun halbmondförmig nach unten zu den Hüften und wieder zurück.

▶ Die rechte Hand malt dabei den abnehmenden Mond, die linke Hand den zunehmenden Mond auf den Rücken Ihres Partners.

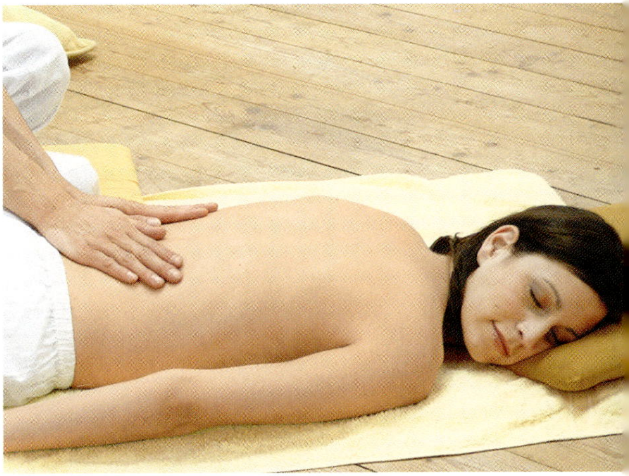

Die Rutschbahn

▶ Für diesen Gleitgriff stellen oder setzen Sie sich an das Kopfende Ihres Massagepartners.

▶ Nun legen Sie beide Handflächen auf seine Schultern und gleiten gerade nach unten bis zum Gesäß, als ob Ihre Hände auf einer Rutschbahn hinunterrutschen würden.

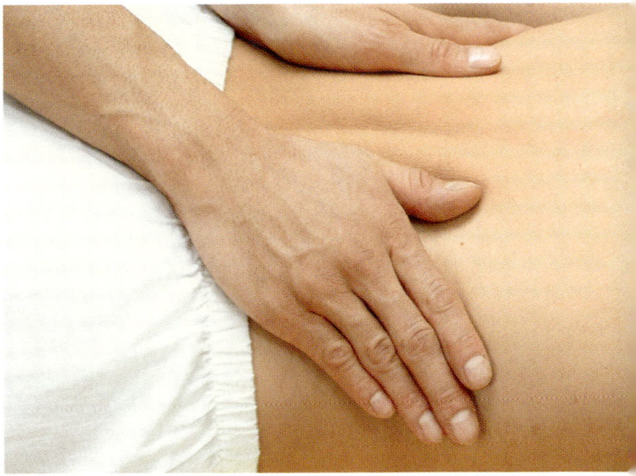

Das schaukelnde U

▶ Dieser Massagegriff ist ein verschiebender Griff. Sie legen dazu Ihre Handflächen im Abstand von 5 bis 10 Zentimetern auf den Rücken und schwingen nun spiegelbildlich nach rechts und links.

▶ Ihre Handflächen malen jeweils ein kleines U auf den Rücken. Das Gewebe verschiebt sich bei diesem wippenden und schaukelnden Griff.

Oben: der Halbmond
Unten: das schaukelnde U

Der Teig

► Nun beginnt das sanfte Kneten des Rückens. Erinnern Sie sich an einen Teig, den Sie mit den Händen formen.

► Durch die Streichbewegungen ist der Rücken gut vorbereitet und kann jetzt von Ihnen durchgeknetet werden.

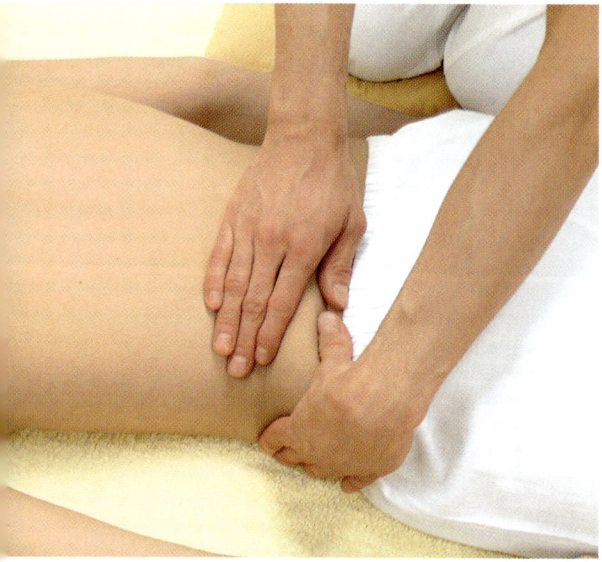

Das Auswringen

Das Auswringen

► Bei diesem Knetgriff legen Sie beide Hände an eine Hüfte Ihres Partners. Eine Hand knetet nach außen, die andere gleich darauf nach innen. So kommt ein Wechselgriff zustande, der aussieht wie das Auswringen eines Handtuchs.

► Sie arbeiten den Rücken nach oben. Dann folgt die andere Seite.

Die Kreuzbeinmassage

Hierbei wird mit den Daumen kreisförmig der gesamte Kreuzbeinbereich (die Knochenplatte, die Sie am unteren Ende der Wirbelsäule am Beginn des Gesäßes spüren) mit Druck massiert. Diese Massage wirkt erotisierend, hilft aber auch bei Beschwerden im Kreuzbeinbereich, zum Beispiel bei Ischiasbeschwerden. **Achtung:** Die Kreuzbeinmassage sollte in der Schwangerschaft nur ganz sanft ausgeübt werden!

Hallo, Po!

► Kneten Sie das Gesäß besonders liebevoll und sanft durch.

► Kreisen Sie mit den Handballen über die Gesäßmuskeln und verschieben Sie jede Gesäßhälfte wringend mit den Handflächen.

Die Handmassage

Eine Handmassage ist der pure Luxus im Alltag und hilft nicht nur, die Hand zu verwöhnen, sondern entspannt genauso den gesamten Arm und die Schultern. Der Bereich vom Schlüsselbein bis zu den Fingerspitzen ist eine Bewegungseinheit, das heißt, dass bei jeder Bewegung die gesamte Zone mit aktiv ist. Werden die Hände verwöhnt, wirkt sich das Wohlempfinden über die gesamte Einheit aus. Nur wenige Minuten reichen – und schon können die ansonsten so tätigen Hände entspannen.

▶ Vor der Massage tut ein warmes Handbad gut. Zumindest sollten die Hände aber gewaschen werden.

▶ Am besten massieren Sie im Liegen. Der Massierte liegt dabei auf dem Rücken oder auf der Seite. Sein Arm liegt entspannt am Boden.

▶ Legen Sie die Hand, die Sie massieren, auf ein Handtuch in Ihren Schoß, so dass Ihre Kleidung nicht ölig wird.

▶ Bei der Handmassage beachten Sie bitte die Reihenfolge!

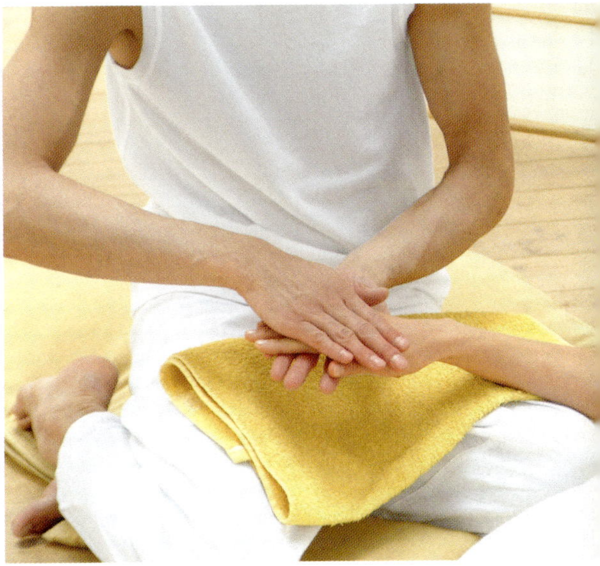

Der Melkgriff

▶ Jeder Griff sollte mindestens 1 Minute lang ausgeführt werden.

Der Melkgriff

▶ Nehmen Sie die Hand Ihres Partners liebevoll in Ihre geölten Hände und halten Sie sie mindestens 30 Sekunden lang. Schließen Sie dabei die Augen und fühlen Sie, wie sich diese Hand anfühlt.

▶ Streichen Sie seine Hand mit beiden Händen Richtung Finger aus, als ob Sie sie melken und negative Energien herausziehen wollten.

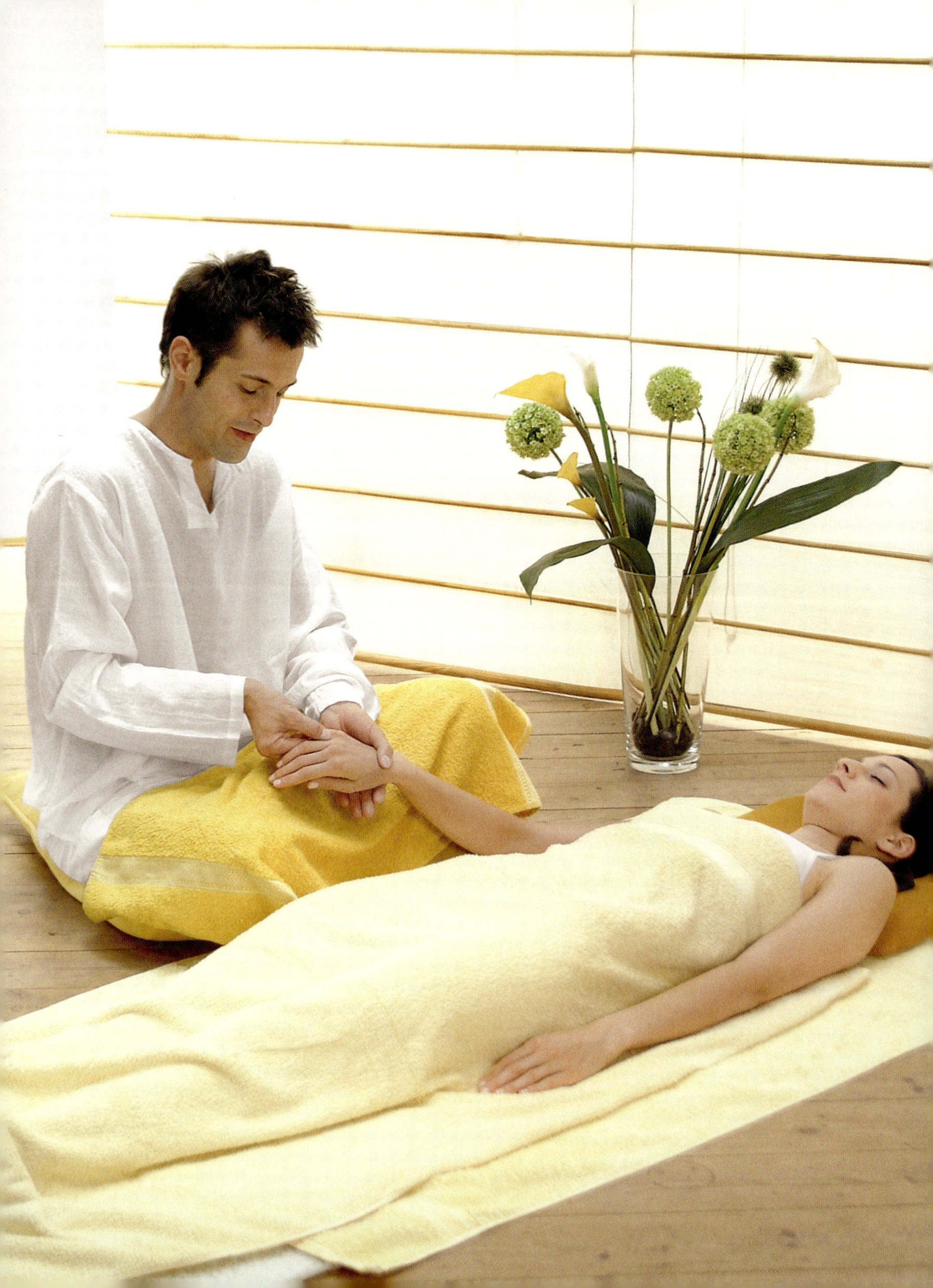

Der Mürbeteig

▶ Nun wird die Hand kräftig durchgeknetet – kreuz und quer, wie es gerade kommt.

Auf den Händen liegen zahlreiche Reflexzonen – ähnlich wie man sie von den Füßen her kennt. Daher regt eine sanfte Handmassage auch die Selbstheilungskräfte des Körpers an.

Die Perlenschnur

▶ Mit dem Daumen kreisen Sie jetzt knetend über die gesamte Handfläche und zwar systematisch von einer zur anderen Seite.

▶ Stellen Sie sich dabei vor, dass Sie kleine Perlen berühren, die an einer Schnur aufgefädelt sind, und dass Sie nacheinander von einer zur anderen Perle gleiten.

Die Handkante

▶ Streichen Sie nun an der Handkante unterhalb des kleinen Fingers sanft auf und ab.

Die Fingerzwischenräume

▶ Kreisen Sie knetend die Fingerzwischenräume ab.

▶ Streichen Sie anschließend von jedem Fingerzwischenraum aus gerade über den Handrücken hinweg bis zum Handgelenk.

Die Finger

▶ Die Finger werden einzeln massiert. Beginnen Sie am Daumen. Dann folgen die anderen Finger.

▶ Streichen, kneten und kreisen Sie vom Grundgelenk bis zur Fingerspitze und wieder zurück.

Der Melkgriff

▶ So wie Sie begonnen haben, beenden Sie die Massage auch wieder mit dem Melkgriff.

▶ Anschließend nehmen Sie die andere Hand Ihres Partners und wiederholen Schritt für Schritt die Massage.

Die Handmassage sollte immer nur so fest ausgeführt werden, wie es wirklich angenehm ist.

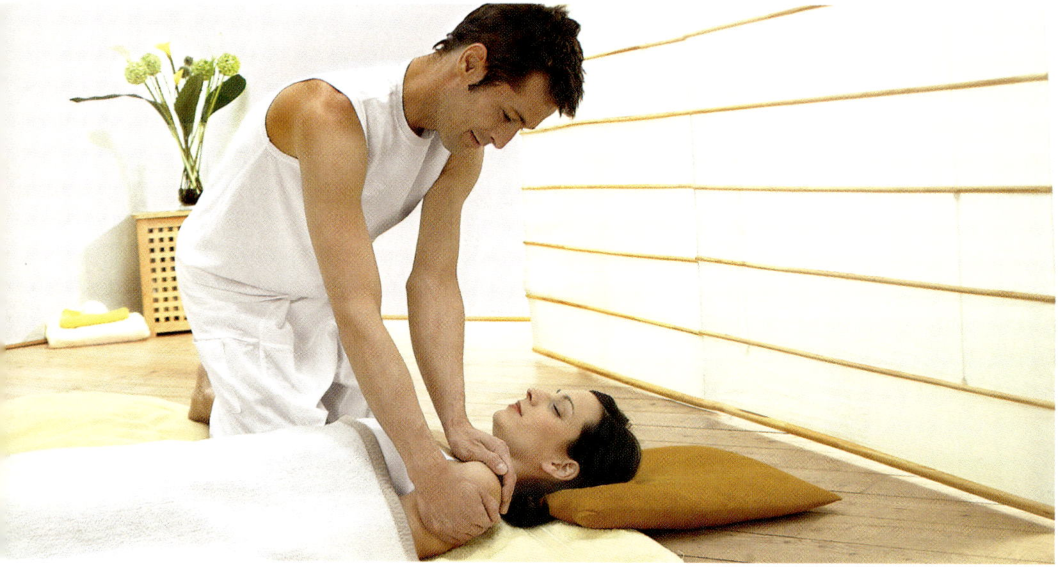

Das Knödelchen

Die Armmassage

▶ Bei der Armmassage liegt Ihr Partner am besten auf dem Rücken. Nur der zu massierende Arm liegt frei. Der restliche Körper wird mit einer Decke zugedeckt.

▶ Achten Sie darauf, dass Sie nur sanfte Streichungen ausführen und den empfindlichen Ellenbogenbereich auslassen. Auch die knetenden Griffe bitte nur sehr sanft ausführen. Zu fester Druck kann unangenehm sein!

▶ Auch bei der Armmassage sollten Sie sich an die Reihenfolge der vorgestellten Massagegriffe halten.

Das Knödelchen

▶ Legen Sie beide Hände um das Schultergelenk Ihres Partners. Lassen Sie Ihre warmen Hände dort mindestens 30 Sekunden lang ruhen, bevor Sie dazu übergehen, die Schulter ganz leicht zu drücken, als ob

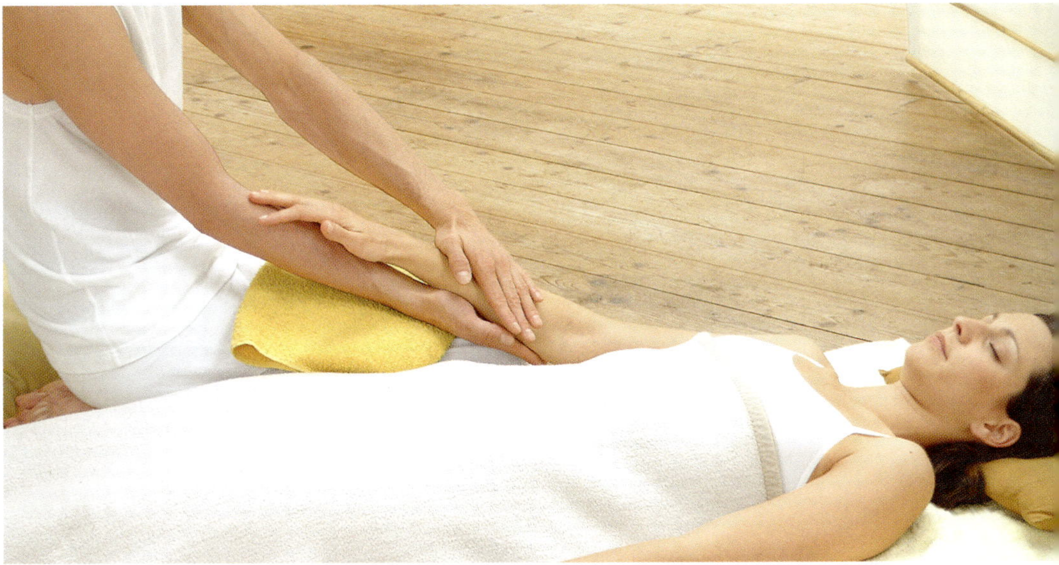

Das große Treppchen

Sie einem Knödel die letzte runde Form geben wollten. Pressen Sie dabei die Schulter sanft gegen Ihre darunter liegende Hand. Diesen Griff höchstens 30 Sekunden lang ausführen.

Das große Treppchen

▶ Diese Streichung vollzieht sich in 3 Schritten: den Arm hinauf, um die Schulter herum und dann wieder herunter. Ihre Hände umschließen dabei fast den gesamten Arm.

▶ Streichen Sie mit beiden Handflächen den Arm hinauf, kreisen Sie um die Schulter herum und streichen Sie dann wieder zur Hand herunter. Führen Sie diesen Griff mindestens 2 Minuten lang aus.

Das kleine Treppchen

▶ Dieser Griff gleicht dem des großen Treppchens, nur dass Sie beim Ellenbogen enden und sanft um ihn herum streichen.

Der Locher

▶ Nehmen Sie sich nun die Außenseite des Oberarmes vor. Diese ist meist recht fleischig und wird nur sanft und systematisch auf und ab geknetet.

▶ Dabei gleiten Ihre Hände nicht nach oben und unten, sondern drücken das Gewebe und lassen es wieder los. Stellen Sie sich dabei einen Locher beim Lochen vor.

Die Rolle

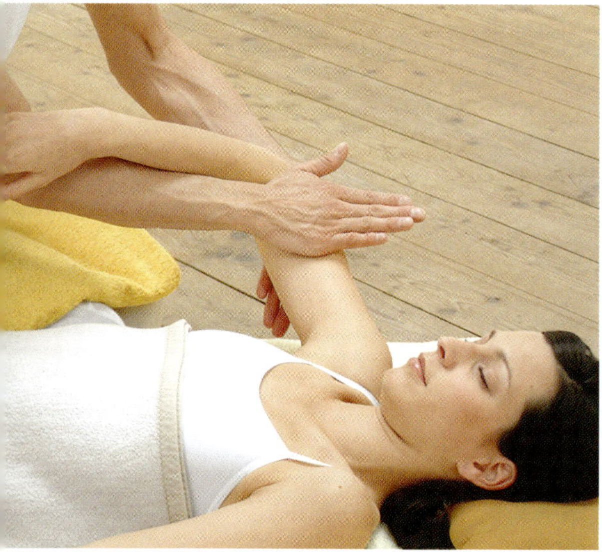

Die Rolle

▶ Nehmen Sie den Oberarm zwischen Ihre Handflächen und walken ihn hin und her, als ob er sich in einer Rolle befinden würde.

▶ Diese Schaukelbewegung sollte ganz sanft erfolgen. Kneifen Sie dabei nicht in den Arm.

Die Daumenbahn

▶ Beenden Sie die Armmassage mit kleinen, kurzen Strichen mit dem Daumen, den Sie quer über den Arm legen.

▶ Streichen Sie vom Handgelenk aus nach oben.

Die Fußmassage

Die Füße tragen den gesamten Körper tagein und tagaus. Und doch werden sie oftmals völlig vernachlässigt. Wie das Gesäß gehören auch die Füße zu den intimen Zonen des Menschen. Nicht jeder lässt gerne seine Füße von Fremden berühren. Und selbst dem Partner werden die Füße kaum »zugemutet«. Außerdem sind kitzelige Füße das häufigste Argument, sich vor einer Fußmassage zu drücken.

Zwingen Sie Ihrem Partner keine Fußmassage auf, wenn er aus irgendeinem Grund Angst davor hat. Wer seine Scheu überwindet, wird allerdings mit einem traumhaften Erlebnis belohnt. Denn nach der Massage werden Sie sich beinahe schwerelos fühlen und wie auf Wolken gehen. Darüber hinaus werden Sie sich so gut entspannen wie selten.

▶ Vor der Fußmassage ist ein wärmendes, säuberndes Fußbad oberstes Gebot. Dann kann es losgehen.

▶ Ihr Massagepartner liegt auf dem Rücken. Legen Sie seinen Fuß in Ihren Schoß auf ein Handtuch. Die Fußmassage ähnelt in vielen Punkten der Handmassage.

▶ Achten Sie wieder auf die Reihenfolge.

Durch die Fußmassage werden viele Fußreflexpunkte aktiviert, so dass Gesundheit und Wohlbefinden miteinander bestens harmonieren.

Der Melkgriff

▶ Nehmen Sie den Fuß in beide Hände, schließen Sie die Augen und spüren Sie die Beschaffenheit des Fußes.

▶ Nun gleiten Sie mit beiden Händen gleichzeitig über den gesamten Fuß in Richtung Zehen. Wiederholen Sie diesen Griff mindestens 2 Minuten lang.

Der schnelle Melkgriff

▶ Eine Hand liegt auf der Fußsohle, die andere auf dem Fußrücken.

▶ Gleiten Sie schnell mit der oberen Hand in Richtung Zehen und gleich darauf mit der unteren Hand. Beide Hände wechseln sich schnell und fließend ab.

Beugen und strecken

▶ Legen Sie eine Hand auf das Schienbein Ihres Partners, die andere auf den Fußrücken. Beugen Sie Fußrücken und Zehen nach unten.

▶ Danach legen Sie eine Hand auf die Fußsohle und drücken Fuß und Zehen Richtung Oberkörper.

▶ Diesen Wechsel mindestens 5-mal ausführen.

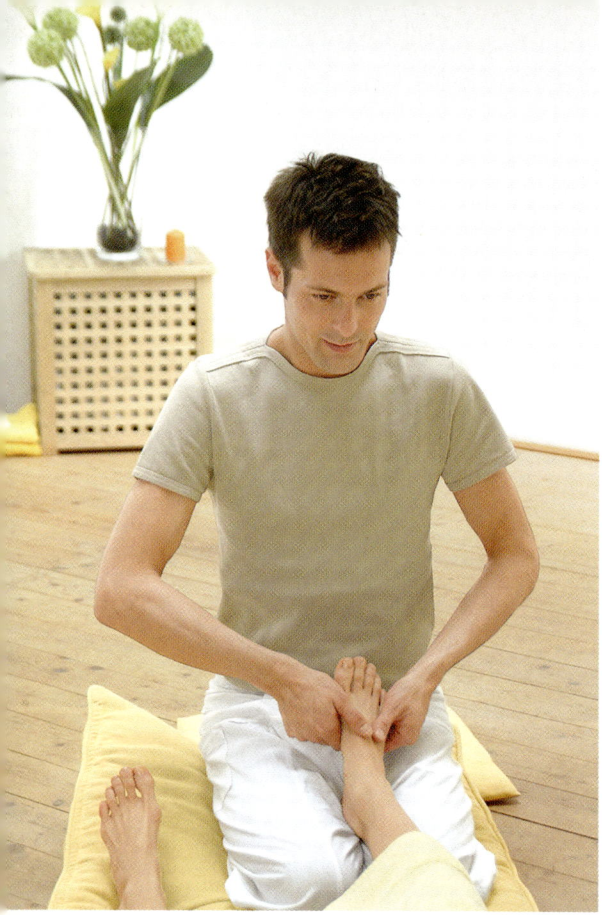

Der Mürbeteig

► Nun kneten Sie den gesamten Fuß kreuz und quer wie einen Mürbeteig durch. Lassen Sie sich dafür mindestens 2 Minuten Zeit.

Der Schmetterling am Fußrücken und auf der Fußsohle

► Legen Sie die Daumen in die Mitte des Fußrückens und streichen Sie mit dem rechten Daumen nach rechts, mit dem linken Daumen nach links. Führen Sie dies über den gesamten Fußrücken aus.

► Setzen Sie die Handballen rechts und links auf und streichen Sie 3-mal kräftig zu den Seiten hin. Stellen Sie sich dabei einen Schmetterling vor, der die Flügel öffnet.

Der Schmetterling am Fußrücken wird zunächst nur mit den Daumen ausgeführt. Anschließend mit den Handballen massieren. Auf der Fußsohle benutzen Sie nur die Daumen.

Die Perlen auf der Schnur

► Kneten Sie mit dem Daumen kreisend die gesamte Fußsohle. Stellen Sie sich Perlen auf einer Schnur vor, die Sie jede einzeln berühren.

Von der Mitte zur Fußkante

► Legen Sie den Daumen in die Mitte des Fußes und streichen Sie mit festem Druck zur Fußkante hin.

Der große Ballen

► Massieren Sie sehr behutsam den Großzehenballen kreisförmig mit dem Daumen.

Die Zehenzwischenräume

▶ Streichen Sie sanft die Zehenzwischenräume aus und dann gerade von jedem Zehenzwischenraum über den Fußrücken bis hin zum Fußgelenk.

Die Zehen

▶ Massieren Sie die Zehen vom Grundgelenk zur Zehenspitze und zurück. Dabei streichen, kneten und kreisen Sie. Beginnen Sie mit der großen Zehe.

Der Melkgriff

▶ Beenden Sie die Fußmassage mit dem Abstreichen des gesamten Fußes in Richtung Zehen.

▶ Legen Sie noch einmal beide Hände über den Fuß und halten Sie ihn einige Sekunden lang in Ihren Händen.

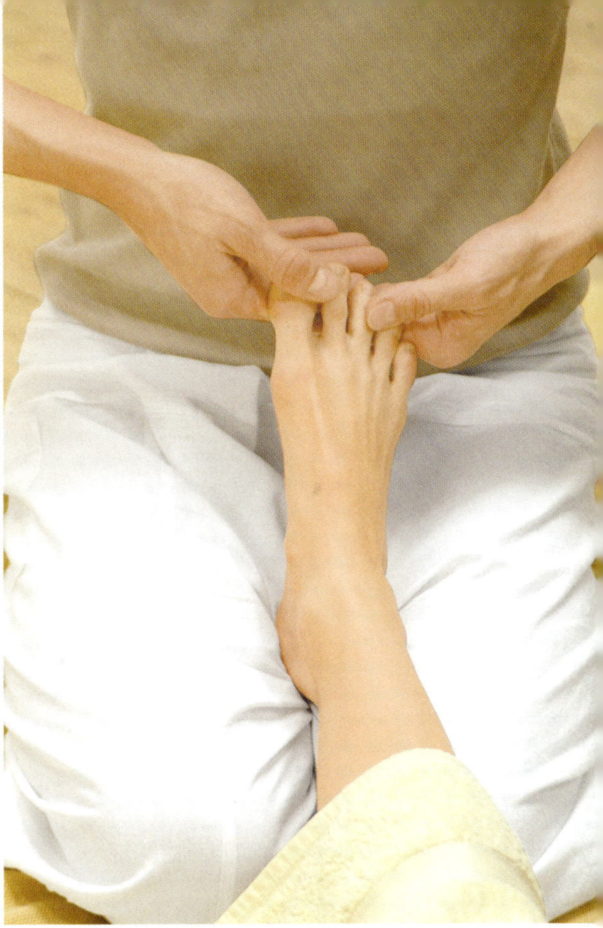

Die Massage der Zehen

Die Beinmassage

Wer viel stehen muss oder ständig auf den Beinen ist, wird eine Beinmassage zu schätzen wissen. Vor allem Sportler werden Ihnen dankbar sein, wenn sie nach dem Training an den Beinen verwöhnt werden. Doch nicht immer ist eine Beinmassage angebracht: Bei Venenprobleme oder Krampfadern, sollte lieber eine Fußmassage gegeben werden.

▶ Bei der Beinmassage wird die Beinvorderseite zuerst massiert. Dann folgt die Beinrückseite in Bauchlage.

▶ Je behaarter ein Bein ist, desto mehr Massageöl benötigen Sie.

▶ Die Beinmassage ähnelt der Armmassage. Achten Sie auch hier wieder auf die Reihenfolge der Massagegriffe.

Wichtig: Bei Besenreißern auf alle knetenden Griffe verzichten und nur ganz sanft über die Beine streichen.

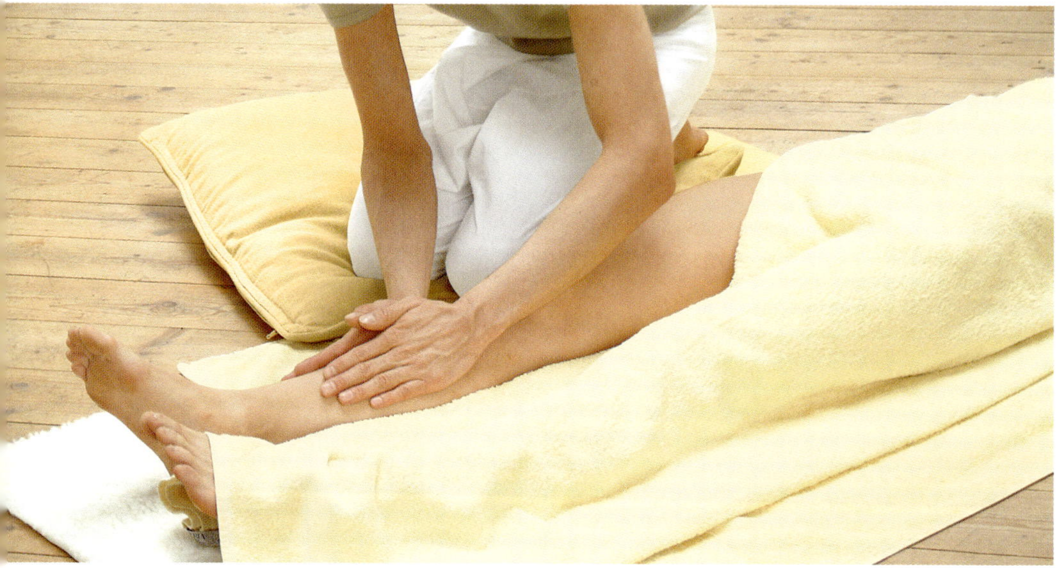

Das große Treppchen auf der Beinvorderseite

Das große Treppchen

▶ Legen Sie beide Hände auf das Bein oberhalb des Fußes und gleiten Sie mit beiden Handflächen gleichzeitig am Knie vorbei bis zur Hüfte und wieder herunter.

▶ Wiederholen Sie diesen Griff in fließenden Bewegungen mindestens 2 Minuten lang.

Das kleine Treppchen

▶ Dieser Griff erfolgt wie das große Treppchen, nur endet die Runde bereits beim Knie.

Der Locher

▶ Kneten Sie jetzt mit beiden Händen sanft die Oberschenkel ab. Führen Sie jeden Knetgriff einzeln aus. Stellen Sie sich dabei einen Locher beim Lochen vor.

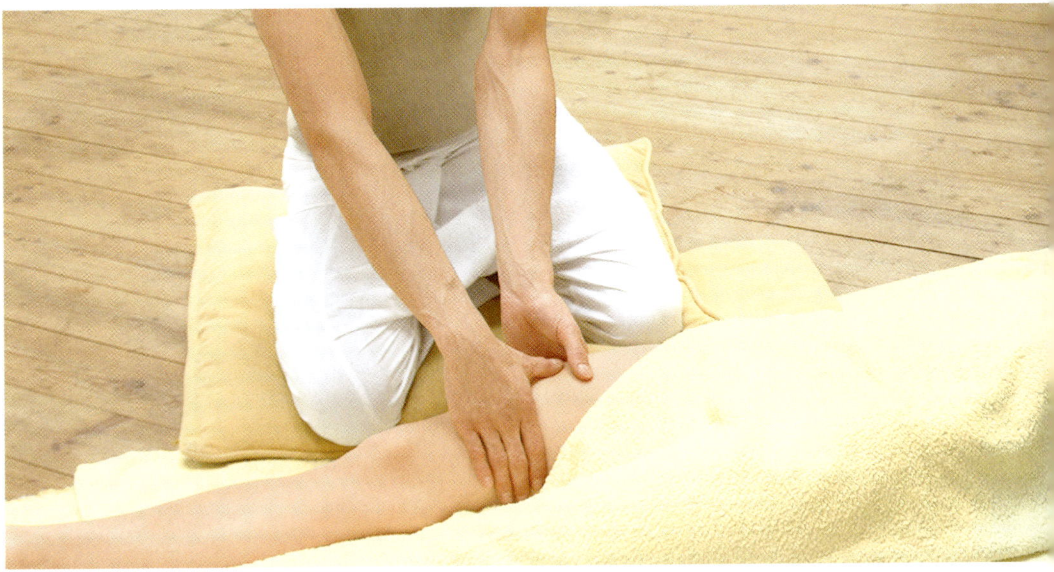

Die Rolle

▶ Legen Sie beide Hände um den Oberschenkel. Schaukeln Sie ihn schwingend zwischen den Händen.

Die Daumenbahn

▶ Umfassen Sie den Oberschenkel mit beiden Händen, so dass die Daumen quer über der Muskulatur liegen.

▶ Streichen Sie nun in kleinen, kurzen Strichen mit beiden Daumen nach oben Richtung Hüfte. Wiederholen Sie diesen Griff einige Male.

Die Rückseite der Beine

▶ Nachdem das andere Bein ebenfalls auf der Vorderseite massiert wurde, dreht sich Ihr Massagepartner auf den Bauch.

▶ Verfahren Sie mit den Griffen auf den Rückseiten ebenso wie vorne. Führen Sie die »Rolle« und die »Daumenbahn« auch an der Wade aus.

Die Daumenbahn wirkt wunderbar wohltuend auf eine strapazierte Oberschenkelmuskulatur.

Die Nacken- und Kopfmassage

Die Nackenmassage lockert die oftmals sehr verspannten Muskeln rund um die Schultern und die Halswirbelsäule. Sie dehnt das Gewebe und lindert dabei Spannungskopfschmerzen.

Zur Nackenmassage gehört auch die Massage der Ohrmuscheln, die ganz sanft mit wenig Öl behandelt werden. Bei der Massage des Kopfes verzichten die meisten Menschen auf Öl. Stattdessen kann Haarwasser verwendet werden. Aber selbst ganz ohne Öl oder Wasser schafft die Kopfmassage wieder freie Gedanken und einen klaren Kopf.

► Für die Massage des Nackens gibt es 2 Möglichkeiten: auf dem Rücken oder auf dem Bauch liegend. Die Massage des Nackens in der Rückenlage sollten Sie auf alle Fälle anwenden. Die andere Variante wird dann noch ergänzend eingesetzt.

► Legen Sie Ihrem Massagepartner nach Bedarf ein Kissen oder eine Rolle unter die Kniekehlen, wenn er auf dem Rücken liegt. Der Oberkörper ist entblößt, wird aber zugedeckt.

► Planen Sie für die Massage des Nackens mindestens 10 Minuten ein und beachten Sie die Reihenfolge der Griffe.

Das goldene Band

► Dieser Massagegriff ist das Herzstück der Nackenmassage. Ihr Massagepartner liegt entspannt auf dem Rücken. Setzen Sie sich an sein Kopfende und schieben Sie Ihre Hände unter seine Schultern. Dabei lassen Sie die (geölten) Hände von den Schultern abwärts zu den Schulterblättern gleiten.

► Nun streichen Sie mit beiden Handflächen mit einem festen Zug über die Schulterblätter hinweg den Nacken entlang, bis Sie den Kopfansatz erreicht haben.

► Jetzt halten Sie den Kopf in Ihren Händen, ziehen ihn einige Millimeter gerade zu sich her, so dass sich die Nackenmuskulatur dehnen kann.

Tipp

Wer die Nackenmassage mit einem guten Massageöl ausführt, kann damit den wohltuenden Effekt noch um einiges steigern. Es genügt dabei schon ganz wenig Öl. Ihre Hände sollten vom Öl nur benetzt sein.

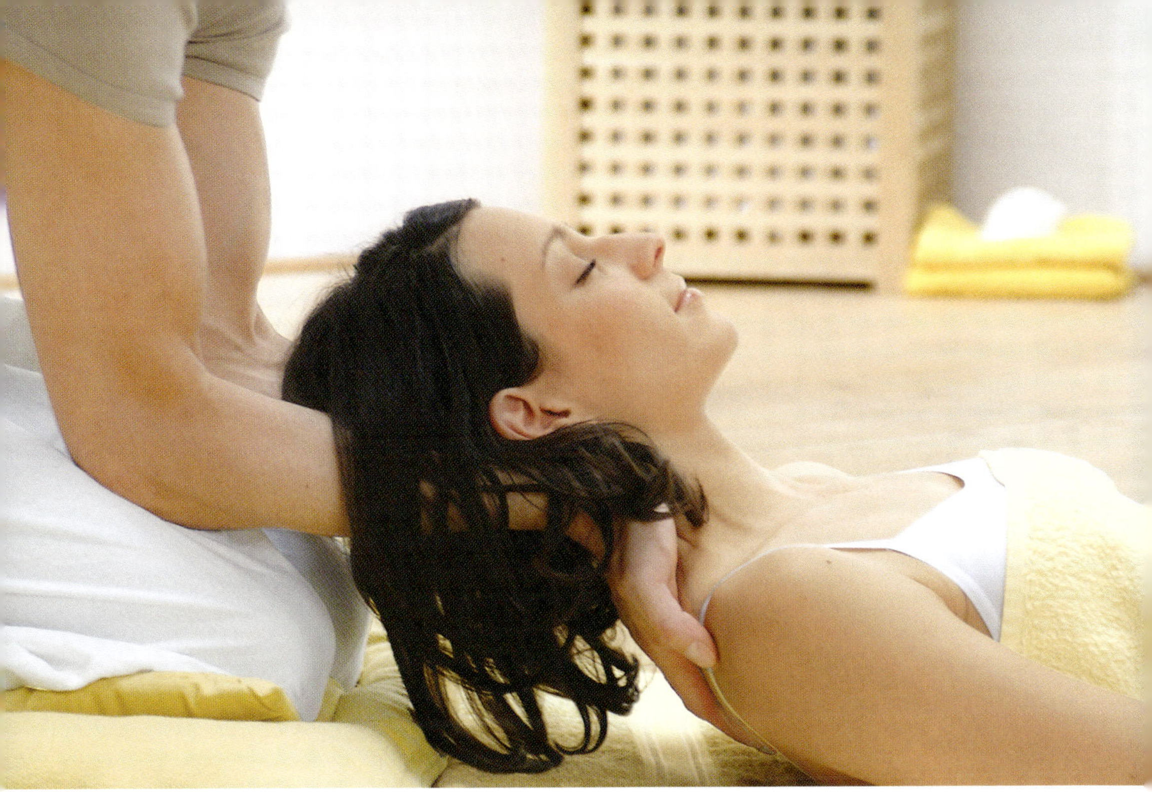

Das goldene Band

▶ Gleiten Sie sanft über die Ohren weiter über die Haare hinweg Richtung Scheitel, bis sich Ihre Handflächen im Scheitelpunkt treffen.

▶ Lösen Sie nun die Hände und schütteln Sie sie aus. Sie haben jetzt alle negativen Energien entfernt. Legen Sie Ihre Hände erneut unter die Schultern Ihres Partners.

▶ Führen Sie diesen Massagegriff nicht angestrengt einzig mit Ihren Armen aus, sondern versuchen Sie mit dem gesamten Oberkörper zu arbeiten – dann brauchen Sie nicht allzu viel Kraft. Stellen Sie sich vor, Sie streichen ein goldenes Band glatt.

Das Kräuselband

▶ Ihr Partner liegt weiterhin auf dem Rücken.

▶ Legen Sie beide Handflächen unter den Kopf Ihres Partners und drehen Sie nun seinen Kopf auf eine Seite. Der Kopf liegt dabei auf einer Ihrer Hände.

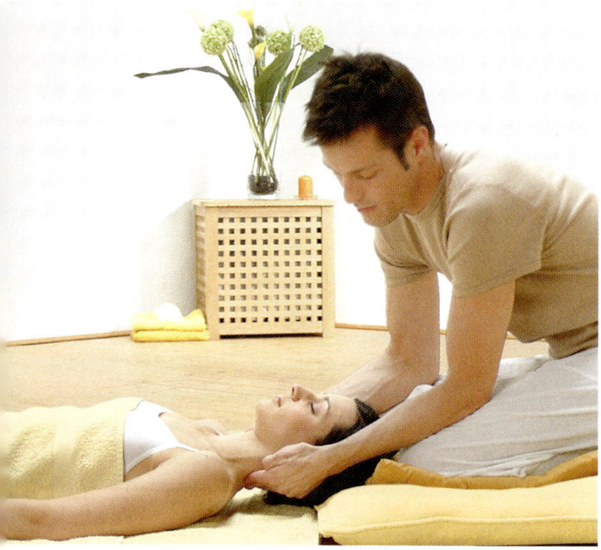

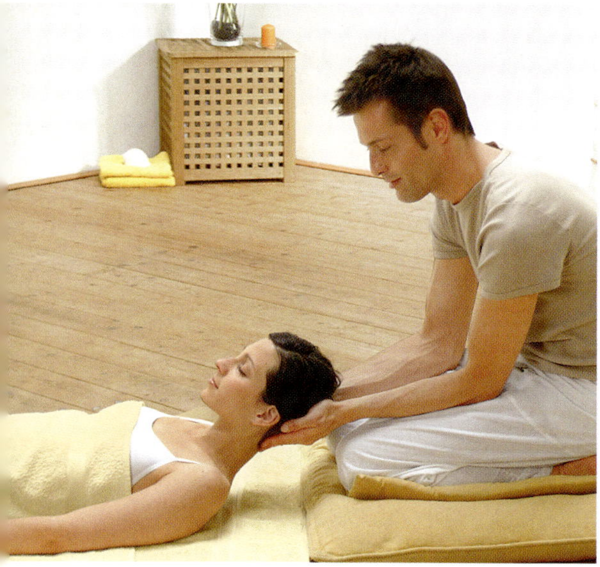

▶ Mit der freien Hand kneten Sie nun vom Nackenansatz bis zum Schultergelenk hinunter.

▶ Diesen Griff wiederholen Sie mindestens 10-mal, bevor Sie die Seiten wechseln. Stellen Sie sich dabei vor, wie Sie ein Kräuselband glatt streichen.

Der Schmetterling

▶ Ihr Partner liegt auf dem Rücken. Sie sitzen an seinem Kopfende. Platzieren Sie die Fingerspitzen beider Hände rechts und links neben die Halswirbelsäule, so dass sich die Fingerspitzen gegenüber liegen (Bild oben).

▶ Gleiten Sie mit den Fingerspitzen der rechten Hand nach rechts und spiegelbildlich mit den Fingerspitzen der linken Hand nach links. Stellen Sie sich einen Schmetterling vor, der die Flügel öffnet.

Die Pünktchen

▶ Betten Sie den Kopf Ihres Partners vorsichtig auf Ihre Handflächen und tasten Sie mit den Fingerspitzen beider Hände die Wulst der Schädelbasis, also den Bereich, in dem der Kopf in den Nacken übergeht (Bild unten).

▶ Drücken Sie Ihre Fingerspitzen sanft hinein und kreisen punktuell.

Hallo, Ohr!

▶ Ihr Partner liegt auf dem Rücken. Drehen Sie seinen Kopf auf eine Seite und streichen Sie vorsichtig über seine äußere Ohrmuschel.

▶ Kneten Sie das Ohrläppchen und den Ohrrand in kreisenden Bewegungen ab. Danach wechseln Sie die Seite.

Die Schere

▶ Ihr Partner liegt auf dem Rücken. Sie sitzen neben ihm. Beugen Sie sich über ihn, spreizen Sie Zeige- und Mittelfinger beider Hände, so dass sie wie eine Schere aussehen, und legen Sie diese »Scheren« an die Ohren. Zeige- und Mittelfinger umschließen jeweils ein Ohr.

▶ Nun streichen Sie ganz sanft und ohne Druck an den Ohren vorbei, dann am Hals hinunter bis zu den Schlüsselbeinen. Wiederholen Sie diesen Griff mindestens 10-mal. Er entstaut die Lymphflüssigkeit.

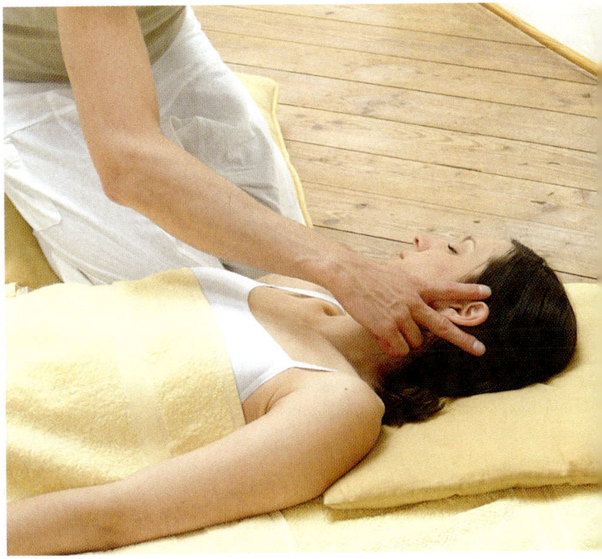

Die Schere

Der Entenfuß

▶ Nun dreht sich Ihr Partner auf den Bauch. Sie stehen oder sitzen an einer seiner Seiten.

▶ Strecken Sie Zeige- und Mittelfinger beider Hände gerade aus und setzen Sie sie rechts und links neben der Halswirbelsäule ab.

▶ Nun kreisen Sie mit den Fingerspitzen auf der Stelle, setzen dann ab und legen die Fingerspitzen ein wenig tiefer wieder an. Wiederholen Sie die kreisende Bewegung. Auf diese Weise »tappen« Sie an der Halswirbelsäule herauf und herunter. Arbeiten Sie dabei spiegelbildlich.

Der Wurm

▶ Wieder strecken Sie Zeige- und Mittelfinger beider Hände aus und setzen sie rechts und links neben der Halswirbelsäule auf.
▶ Kreisen Sie dieses Mal spiralförmig wie ein Wurm auf und ab.

Das Kätzchen

▶ Hierbei wird der gesamte Nacken vorsichtig geknetet. Massieren Sie mit beiden Händen synchron oder nur mit einer Hand.
▶ Erinnern Sie sich dabei an den Katzengriff, so als ob Sie eine Katze am Genick packen. Ziehen Sie das Muskelgewebe vorsichtig nach oben und lassen Sie es dann wieder nach unten gleiten.

Das Shampoonieren

Das Shampoo-nieren

▶ Die Massage des Kopfes und der Kopfhaut mit den Fingerspitzen ist ganz einfach. Stellen Sie sich dabei vor, Sie shampoonierten den Kopf Ihres Partners mit sanftem Druck.
▶ Lassen Sie sich für diesen Griff mindestens 3 Minuten Zeit.

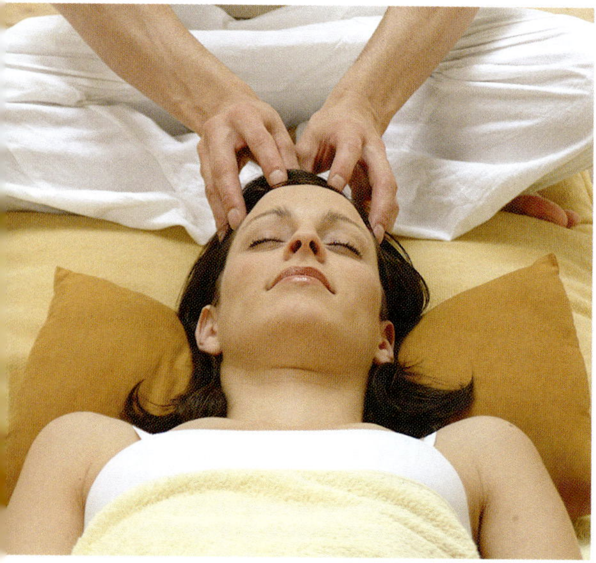

Die Gesichtsmassage

Bei der Gesichtsmassage sollten Sie nur Pflegeprodukte verwenden, die Sie kennen und vertragen. Viele Massageöle sind nicht für die Gesichtshaut bestimmt. Sie können Rötungen, Pickel und Reizungen verursachen. Ihre gewohnte Tagespflege ist für die Gesichtsmassage besser geeignet. Sie sollte nur nicht zu schnell einziehen. Eine Nährcreme, die die Haut mit vielen Wirkstoffen versorgt, ist ebenfalls geeignet. Aber selbst

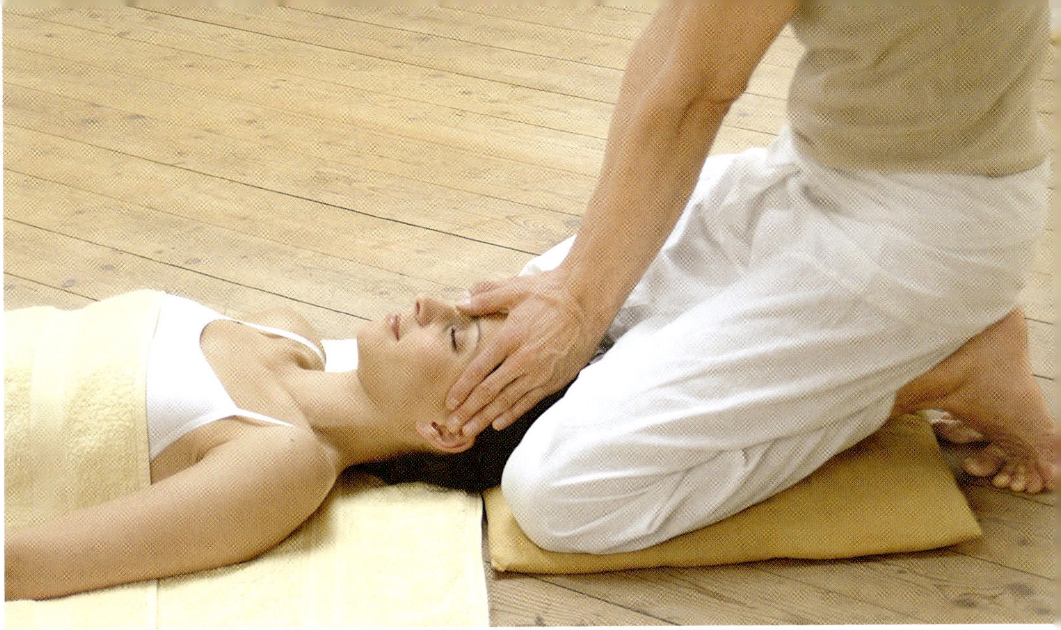

wenn Sie mit Öl massieren und es gut vertragen, sollte es rein sein und nicht mit ätherischen Ölen gemischt werden.

▶ Das Gesicht ist die empfindlichste Körperregion, an der Sie massieren können. Alle Griffe werden deshalb sanft und gleitend ausgeführt. Vermeiden Sie jegliches Ziehen und Zerren.

▶ Ihr Massagepartner sollte natürlich ungeschminkt sein.

▶ Legen Sie bei der Gesichtsmassage Ihr gesamtes Gewicht in die Hände. Dafür ist am besten die kniende Position geeignet.

▶ Achten Sie auf die Reihenfolge der Massagegriffe.

Das Häubchen

Dies ist ein Haltegriff und zur Einstimmung und Beruhigung gedacht.

▶ Sie knien am Kopfende Ihres Partners. Sein Kopf ruht entspannt am Boden zwischen Ihren leicht geöffneten Knien.

▶ Spreizen Sie nun bei beiden Händen die Daumen ab und legen Sie die Handflächen über die Schläfen. Die Daumenspitzen liegen auf der Stirn zwischen den Augenbrauen im Nasenwurzelbereich.

▶ Sorgen Sie für einen festen Druck, ohne zu pressen, und verharren Sie mindestens 30 Sekunden lang in dieser Position.

Das Häubchen

Wer einmal eine Gesichtsmassage bei einer Kosmetikerin erhalten hat, weiß, wie wertvoll diese Massage sein kann. Auch Sie können unter liebevollen Händen Ihre Gesichtsmuskeln entspannen und müdem Aussehen entgegenwirken.

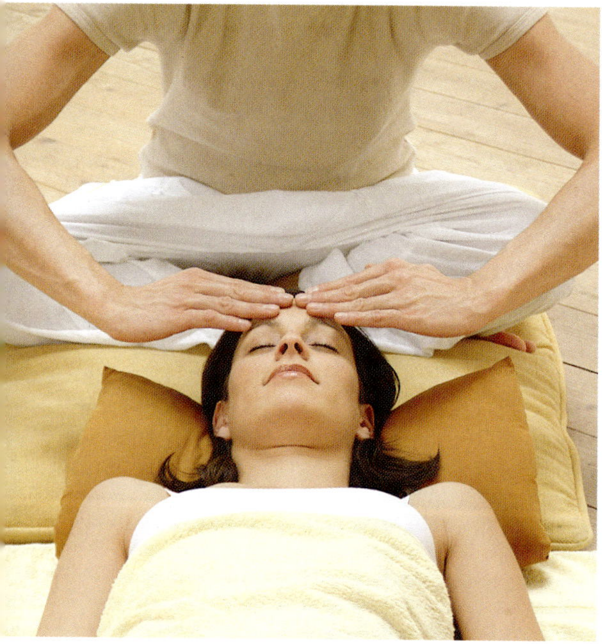

Der Riesenschmetterling

Der Schmetterling

▶ Ihre auf der Stirn liegenden Daumenspitzen lösen sich nun sanft und gleiten spiegelbildlich von der Stirnmitte zu den Seiten.

▶ Stellen Sie sich wieder einen Schmetterling vor, der die Flügel öffnet. Streichen Sie auf diese Weise die gesamte Stirn ab.

Der Schmetterling auf den Augenbrauen

▶ Dieser Griff wird wie beim Schmetterling ausgeführt, nur liegen die Daumenspitzen über den Augenbrauen.

Der Riesenschmetterling

▶ Legen Sie nun beide Hände quer über die Stirn, so dass sich Ihre Fingerspitzen in der Mitte treffen.

▶ Öffnen Sie noch einmal die Flügel dieses riesigen Schmetterlings, indem Sie die Fingerspitzen sanft nach außen gleiten lassen.

Die Wippe

▶ Ihre Hände liegen immer noch quer über der Stirn.

▶ Nun ändern Sie aber die Richtung und streichen statt von der Mitte nach außen abwechselnd von oben nach unten wie auf einer Wippe. Die Bewegung verläuft fließend auf und ab.

Die Schnecke

▶ Kreisen Sie sanft mit den Spitzen von Zeige-, Mittel- und Ringfinger einer Hand über dem Punkt zwischen den Augenbrauen.

▶ Stellen Sie sich vor, Sie strichen ein Schneckenhaus nach. Sie beginnen innen ganz klein und lassen die Kreise immer größer werden.

Das Schläfenkreisen

▶ Ihre Handflächen gleiten jetzt etwas tiefer hinab zur den Seiten, so dass Ihre Daumenspitzen die Schläfen gut erreichen können.

▶ Dort kreisen Sie sanft.

Die Nasenrutschbahn

▶ Legen Sie beide Daumen seitlich neben die Nasenwurzel, während Ihre Hände ganz entspannt auf dem Gesicht Ihres Massagepartners liegen.

▶ Mit beiden Daumenspitzen gleiten Sie nun sanft und ohne Druck an den Nasenflügeln entlang.

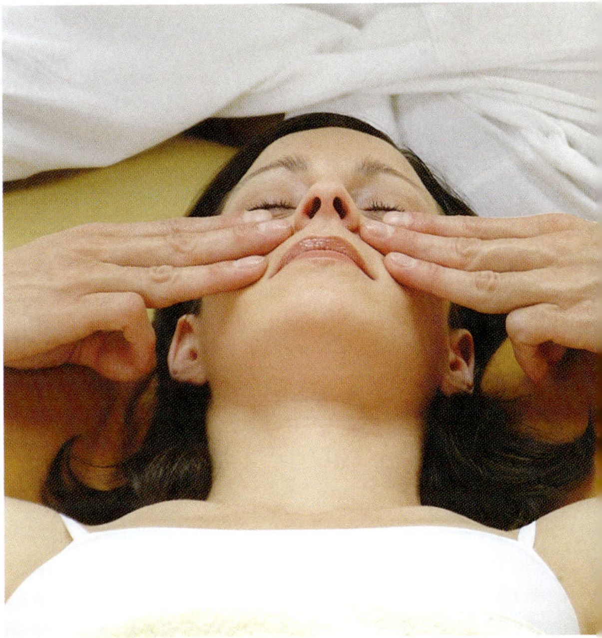

Der Kreisel

Der Kreisel

▶ Die Spitzen von Zeige-, Mittel- und Ringfinger beider Hände liegen genau auf den Jochbeinen direkt an der Nase und beschreiben kleine Kreise.

▶ Danach weiten Sie die Kreise aus und beginnen an den Schläfen. Kreisen Sie jeweils rechts und links über die gesamte Wangenpartie von oben nach unten.

Das Augenbrauenkneten

▶ Von der Nasenwurzel ausgehend kneten Sie die Augenbrauen jeweils mit Daumen und Zeigefinger sehr sanft durch.

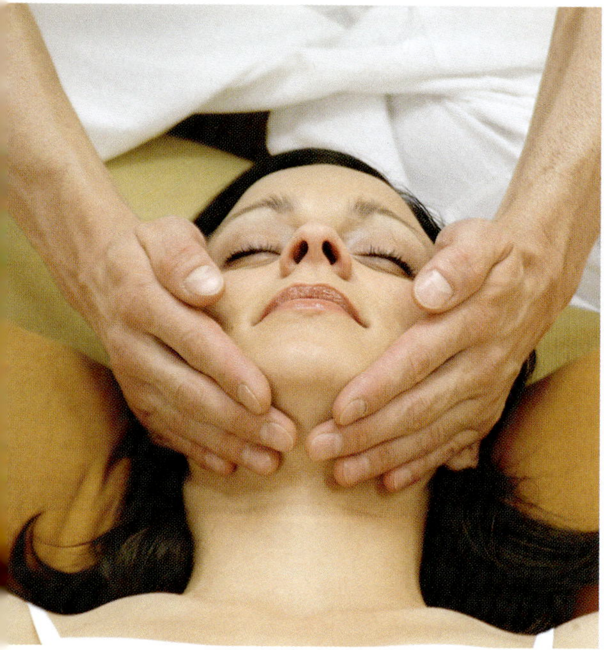

Den Kiefer streicheln

▶ Heben Sie die Augenbrauen dabei leicht an und drücken Sie sie sanft zusammen.

▶ Dann lassen Sie das Gewebe los, rücken die Finger etwas nach außen und beginnen von Neuem, bis Sie an den äußeren Augenbrauenenden angelangt sind.

Den Kiefer streicheln

▶ Halten Sie mit beiden Handflächen den Unterkiefer fest. Ihre Finger sind unter dem Kinn verschränkt, so dass es in Ihren Händen ruht.

▶ Gleiten Sie jetzt sanft mit beiden Händen am Kiefer entlang nach oben Richtung Ohren. Dann verschränken Sie die Finger wieder unter dem Kinn.

▶ Diesen Bewegungsablauf führen Sie mindestens 10-mal aus.

Die Regentröpfchen

▶ Klopfen Sie – mit allen Fingerspitzen abwechselnd – ganz sanft und hauchzart über die gesamte Gesichtshaut, so als ob sanfte Regentröpfchen auf das Gesicht fielen.

Ruhe und Stille

▶ Beenden Sie die Gesichtsmassage, indem Sie beide Handflächen zunächst für 30 Sekunden über die Ohren legen.

▶ Anschließend bedecken Sie noch 30 Sekunden lang das ganze Gesicht mit Ihren Händen. Auf diese Weise geben Sie Schutz, Liebe und Stille weiter.

Die Bauchmassage

Der Bauch gehört wie das Gesäß zu den intimen Regionen des Menschen. Unter weniger gut Bekannten ist es besser, den Bauch beim Massieren auszulassen. Wer sich auf den Rücken legt und seinen Bauch einem anderen überlässt, signalisiert automatisch Hingabe und Vertrauen, aber auch Verletzlichkeit. Die Bauchmassage erfolgt deshalb meistens nur zwischen Liebespartnern.

Achtung: Bei entzündlichen Erkrankungen im Bauchraum darf der Bauch nicht massiert werden!

▶ Ihr Partner liegt bei der Bauchmassage auf dem Rücken. Seine Beine werden mit einer Decke zugedeckt.

▶ Bei Bedarf legen Sie ihm ein Kissen oder eine Rolle unter die Kniekehlen und ein dickes Kissen unter die Unterschenkel, so dass sie etwas höher liegen als der restliche Körper. So können Becken- und Bauchbereich entspannt liegen.

▶ Sie sitzen oder knien seitlich neben Ihrem Partner.

▶ Achten Sie wieder auf die Reihenfolge der Massagegriffe.

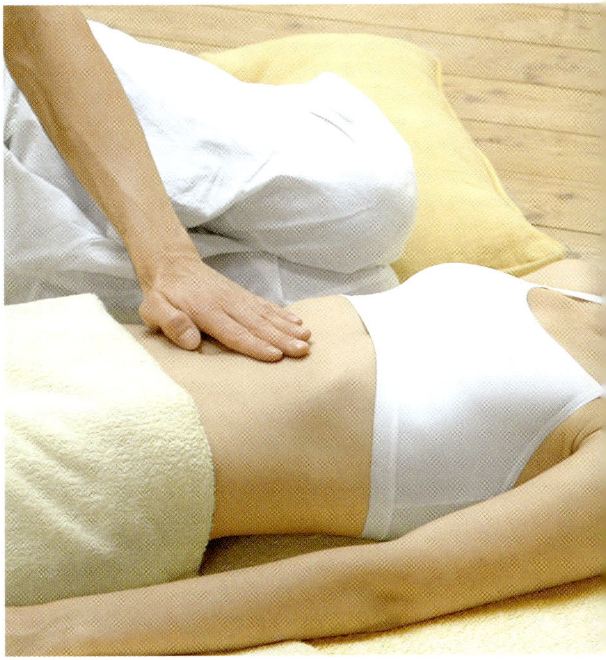

Die Weltkugel

Das Handauflegen

▶ Zur Einstimmung legen Sie beide Handflächen über den ganzen Bauch. Halten Sie diese Position mindestens 30 Sekunden lang.

Die Weltkugel

▶ Kreisen Sie mit einer Handfläche rhythmisch und gleichmäßig im Uhrzeigersinn rund um den Nabel herum.

▶ Stellen Sie sich eine Weltkugel vor, die Sie mit Ihrer Handfläche auf den Bauch malen.

Sonne und Mond

▶ Massieren Sie wie bei der Weltkugel, nur mit beiden Händen. Eine Handfläche umrundet die Kugel, dann übernimmt die andere.

▶ Die Hände wechseln sich ab wie Sonne und Mond, die am Horizont auf- und untergehen.

In der ayurvedischen Gesundheitslehre kennt man besondere Energiewirbel im bzw. am Körper, die so genannten Chakras. Ihre gezielte Massage harmonisiert den Energiefluss im Menschen.

Der Regenbogen

▶ Legen Sie beide Handflächen über den Nabel und streichen Sie mit den Händen nach außen. Malen Sie einen Regenbogen auf den Bauch.

Das Herz

▶ Malen Sie nun ein Herz auf den Bauch. Sie legen dazu beide Handflächen über den Nabel und massieren spiegelbildlich.

▶ Sie gleiten von der Mitte nach oben und jede Hand beschreibt die Hälfte eines Herzens. Die Hände treffen sich vor dem Schambein, gleiten wieder in die Ausgangsposition zurück und beginnen von vorne.

Den Solarplexus streicheln

▶ Legen Sie beide Hände übereinander auf den Solarplexus, das Energiechakra oberhalb des Nabels (Bild rechts oben). Mit diesem Massagegriff stärken Sie das Ich-Gefühl und helfen, Ärger abzubauen.

▶ Halten Sie die Position mindestens 30 Sekunden lang.

▶ Anschließend kreisen Sie sanft auf der Stelle ganz ohne Druck.

Für Kreativität und Sinnlichkeit

▶ Legen Sie einen Handballen für 30 Sekunden unterhalb des Nabels auf (Bild unten). Dort liegt das Chakra für Kreativität und Sinnlichkeit.

▶ Beginnen Sie, mit sanften Kreisen auf der Stelle zu massieren. Lassen Sie Ihren Handballen dabei leicht vibrieren.

▶ Spüren Sie beide zum Abschluss der Bauchmassage diesen Vibrationen noch einige Sekunden lang nach.

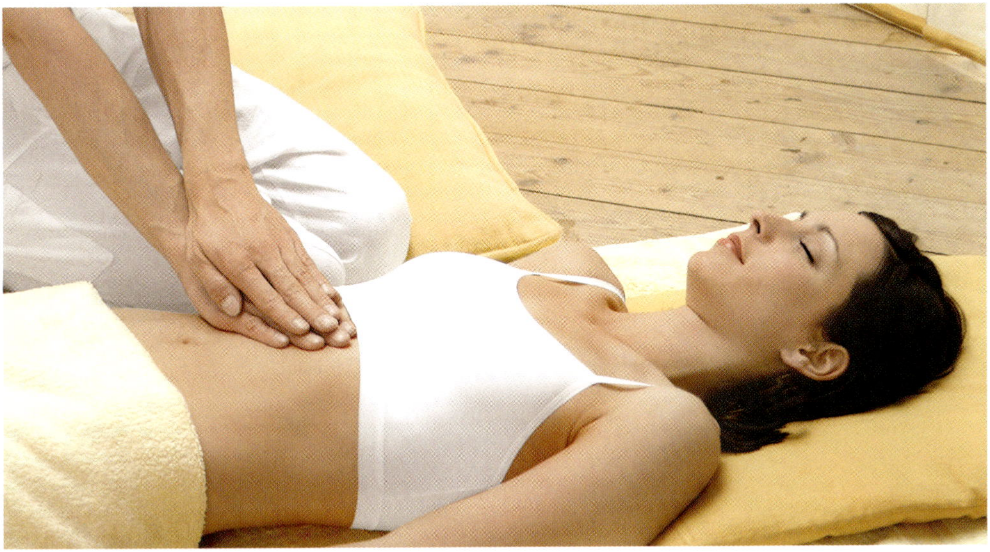

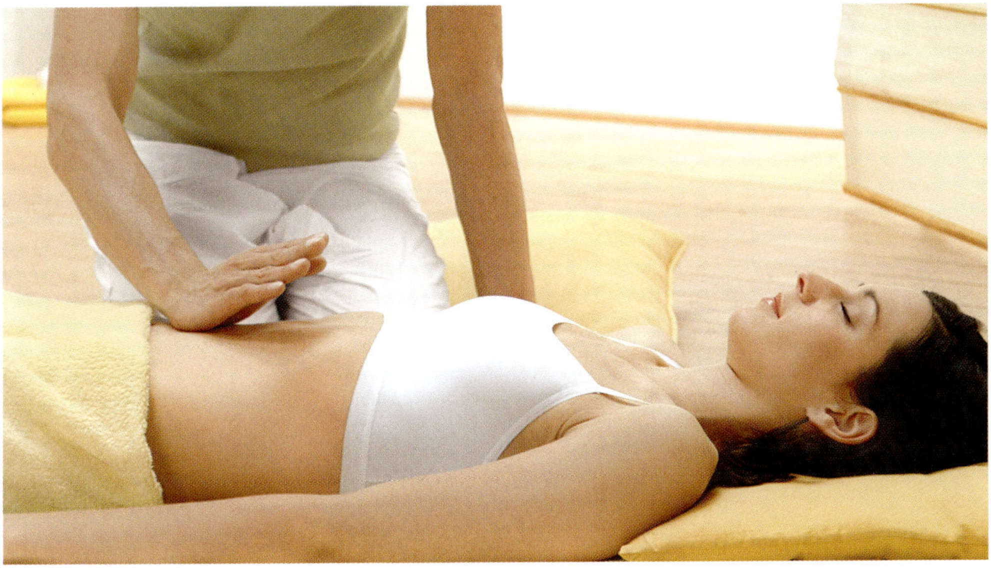

Selbstmassage zum **Wohlfühlen**

- *Die ausgiebige Selbstmassage*

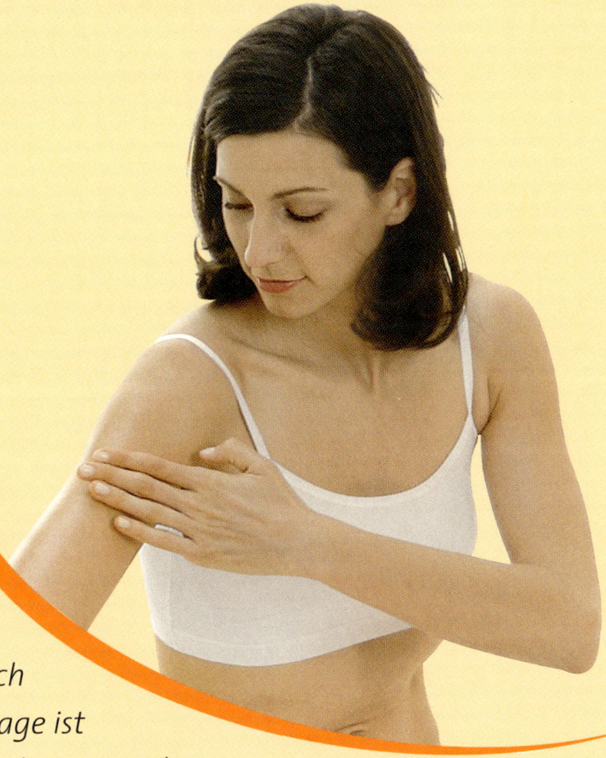

Kein Massagepartner da? Niemand, der Zeit und Lust zum Massieren hat? Verwöhnen Sie sich einfach selbst! Die Selbstmassage ist mehr als nur ein Notanker, wenn der Massagepartner gerade nicht verfügbar ist. Mit der Selbstmassage können Sie sich jederzeit selbst Gutes tun – egal, ob zu Hause oder am Arbeitsplatz.

Die **ausgiebige Selbst**massage

Können Sie einen Körperteil während der Selbstmassage nicht bequem erreichen, lassen Sie ihn einfach aus, bevor Sie sich verrenken müssen.

Sich selbst zu verwöhnen ist gar nicht so schwer. Ihre Hände haben Sie schließlich immer bei sich. Und überall dort, wo Sie mit Ihren Händen Ihren Körper berühren können, können Sie sich auch selbst massieren. Dazu gehört die Massage von Armen, Händen, Füßen und Beinen, aber auch das sanfte Kneten von Schultern, Nacken, Lendenwirbelbereich, Gesicht und Kopf.

Meistens läuft die Selbstmassage auf eine schnelle Massage zwischen Tür und Angel hinaus. Aber das muss nicht sein! Nehmen Sie sich doch einfach etwas mehr Zeit für sich selbst. Machen Sie es sich gemütlich, schaffen Sie sich ein Wohlfühlambiente, das Ihren Wünschen entspricht, und genießen Sie alle wohltuenden Berührungen. Da Sie allerdings bei der Selbstmassage nicht völlig entspannen können, weil Ihre Hände aktiv sind, sollten Sie nur so lange massieren, wie es für Sie angenehm ist. Beenden Sie die Massage, bevor Ihre Arme und Hände lahm und müde werden!

Die Schultern-, Nacken- und Rückenmassage

Schultern, Nacken und Rücken sind jederzeit dankbar für ein paar wohltuende Massagegriffe. Sie stehen deshalb an erster Stelle der Hitliste bei der Selbstmassage. Und nach langem Sitzen im Büro, einseitiger Tätigkeit oder bei Bewegungsmangel leiden und schmerzen Schultern, Nacken und Rücken sehr häufig.

Bei der Selbstmassage arbeiten Sie entweder spiegelbildlich mit der rechten Hand auf der linken Körperseite und umgekehrt oder auf der gleichen Körperseite zum Beispiel im Lendenwirbelbereich.

Der flotte Dreier

▶ Im Schultern-Nacken-Bereich wird stets spiegelbildlich gearbeitet, anders ist die Massage zwar auch möglich, führt aber eventuell zu Verkrampfungen. Zum Einsatz kommen Streich-, Druck- und Knetgriffe.

▶ Beginnen Sie mit dem Abstreichen des kompletten Schulter-Nacken-Bereichs auf einer Körperseite. Bewegen Sie die Handfläche rhythmisch auf und ab.

▶ Danach kreisen Sie punktuell und vorsichtig mit Ihren Fingerspitzen (ohne Daumen) über das Muskelgewebe, bis Sie schließlich mit allen Fingern zu kneten beginnen.

▶ Dann wechseln Sie die Hand und die Körperseite – und beginnen von vorne.

Die Wirbelleiter

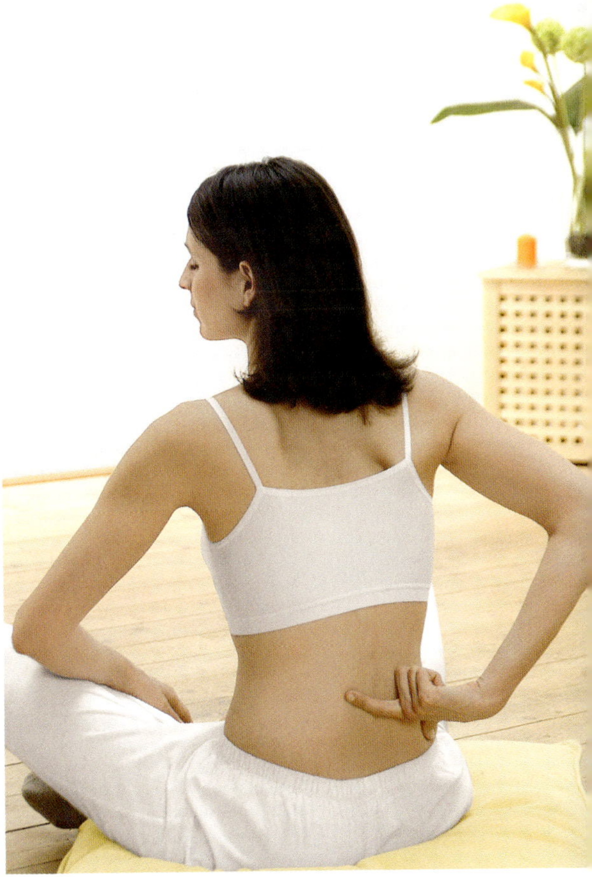

Die Wirbelleiter

▶ Sehr gut können Sie mit dem Zeigefinger spiegelbildlich (rechte Hand auf der linken Körperseite) ganz sanft entlang der Wirbelsäule streichen und neben den Wirbelfortsätzen winzige Verspannungen kreisend oder streichend lösen.

▶ Massieren Sie langsam und vorsichtig und lassen Sie sich von Ihrem Gefühl leiten. Benutzen Sie ausschließlich den Zeigefinger.

Das Pünktchen

▶ Dieser kreisende Griff wird nur mit dem Zeigefinger punktuell angewandt.

▶ Kreisen Sie das gesamte Muskelgewebe ab. Stellen Sie sich vor, Sie malen Pünktchen auf die Muskeln.

▶ Anschließend führen Sie die Massage auf der anderen Körperseite in der gleichen Weise aus.

Die fallende Schulter

▶ Legen Sie die rechte Hand auf die linke Schulter. Atmen Sie kräftig aus und drücken Sie die gesamte Schulterpartie sanft nach unten.

▶ Beim Einatmen heben Sie die Schulter ganz bewusst an, um sie beim nächsten Ausatmen wieder nach unten zu drücken.

▶ Auf diese Weise sollten Sie mindestens 10-mal verfahren.

▶ Anschließend führen Sie das Schulterherunterdrücken auch auf der anderen Seite aus.

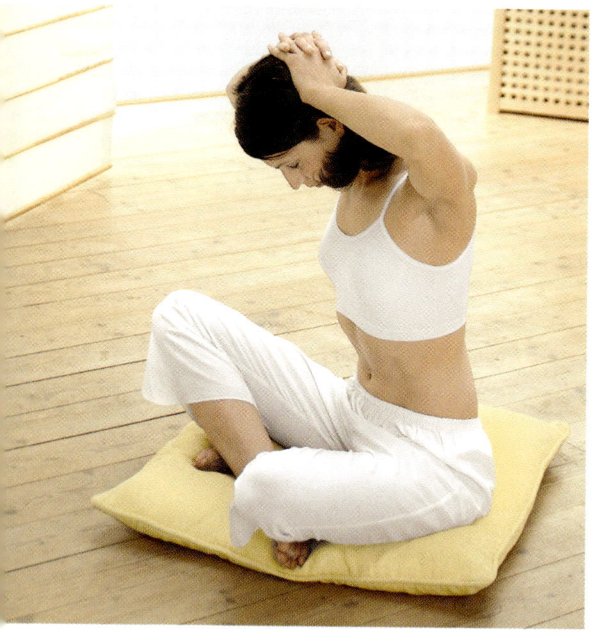

Der gedehnte Nacken

Der gedehnte Nacken

▶ Verschränken Sie beide Handflächen am Hinterkopf. Atmen Sie kräftig aus und senken Sie langsam den Kopf in Richtung Brust. Legen Sie aber keine Kraft in die Armmuskulatur. Lassen Sie alles hängen.

▶ So wird die Nackenmuskulatur gedehnt. Nach 3 Atemzügen rollen Sie den Kopf Wirbel für Wirbel beim Einatmen wieder nach oben.

▶ Wiederholen Sie den Griff noch mindestens 2-mal.

Der Kreuzbein-Schmetterling

▶ Nun sind der Lendenwirbel- und der Kreuzbeinbereich an der Reihe.

▶ Legen Sie beide Handflächen aufs Kreuzbein (rechte Hand auf die rechte Körperseite, linke Hand auf die linke Körperseite).

▶ Streichen Sie mit den Handflächen nach außen, als ob ein Schmetterling seine Flügel öffnet.

Die Knöchelmassage des Kreuzbeins

Was mit einem Partner oft unangenehm ist, weil der Druck zu stark werden kann, ist bei der Selbstmassage kein Problem: die Massage mit den Fingerknöcheln bei geschlossener Faust.

▶ Machen Sie mit beiden Händen eine Faust und legen Sie die Fingerknöchel auf Ihr Kreuzbein.

▶ Streichen Sie zunächst mit Ihren Fäusten langsam auf und ab.

▶ Anschließend kreisen Sie mit den Knöcheln über den gesamten Kreuzbeinbereich. Sie können dabei die Intensität des Drucks natürlich selbst bestimmen. Sie sollten eine Wirkung spüren, es darf aber nicht wehtun.

Die Knöchelmassage

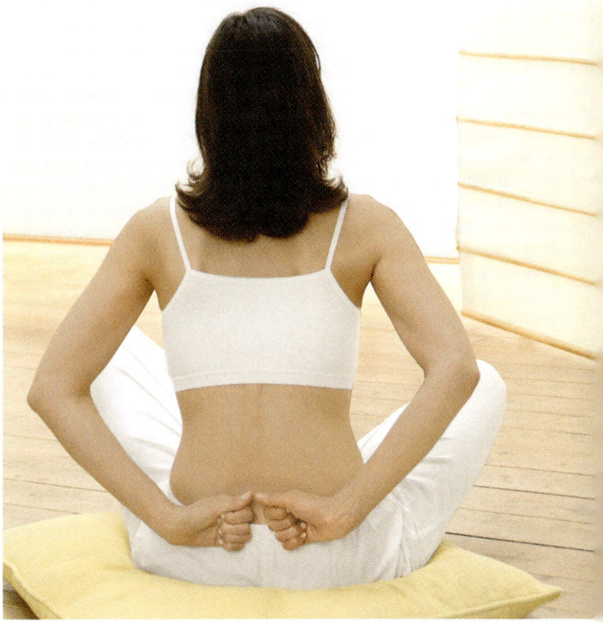

Fingerkreisel

▶ Legen Sie beide Hände aufs Kreuzbein, so dass die Fingerspitzen paarweise in der Mitte zusammenkommen. Die Daumen liegen jeweils auf einer Hüfte.

▶ Kreisen Sie den gesamten Kreuzbeinbereich ab und arbeiten Sie sich mit fließenden Bewegungen immer höher an der Lendenwirbelsäule hinauf bis zum Brustwirbelbereich – oder so weit Sie mit Ihre Hände eben kommen können.

Die Wirbelsäulenrutschbahn

Die Wirbelsäulenrutschbahn können Sie mehrmals hintereinander ausführen – mit unterschiedlich starkem Druck Ihrer Finger.

▶ Legen Sie alle Ihre Fingerspitzen – außer die der Daumen – rechts und links neben der Wirbelsäule ab. Die Fingerspitzen berühren sich paarweise.

▶ Nun rutschen Sie sanft mit den Fingerspitzen an der Wirbelsäule entlang langsam nach oben und wieder herunter, so weit Sie kommen.

▶ Die Wirbelsäulenrutschbahn funktioniert sehr gut mit einem Massageöl auf nackter Haut. Sie können sie natürlich auch bekleidet – ohne Öl – ausführen.

Die Hand-, Arm-, Fuß- und Beinmassage

▶ Die Selbstmassage von Händen, Armen, Füßen und Beinen erfolgt wie bei der Partnermassage, aber natürlich nur mit einer Hand.

▶ Am besten massieren Sie sich im Sitzen.

▶ Hände und Füße sollten immer mit Öl oder mit einer Massagecreme massiert werden.

▶ Warme Fuß- und Handbäder vor der Massage sind zu empfehlen, aber kein Muss.

▶ Ideal für die erfrischende Massage ist der Igelball. Nehmen Sie den Ball in beide Hände und lassen Sie ihn zwischen den Handflächen kreisen. Legen Sie den Ball auf den Boden und rollen Sie mit der Fußsohle darüber. Das tut auch zwischendurch im Büro gut. Schlüpfen Sie aus den Schuhen und beleben Sie Ihre müden oder vielleicht kalten Füße blitzschnell.

Die Selbstmassage an den Gliedmaßen ist unkompliziert, aber ungemein wohltuend. Verwenden Sie ein duftendes Massageöl, das unterstützt den Wohlfühleffekt.

▶ Massieren Sie an Armen und Beinen immer Richtung Herz.

▶ Auch für Arme und Beine eignet sich der Igelball zur Unterstützung. Wenn Sie zu geschwollenen Gliedmaßen neigen, umkreisen Sie Ihre Knöchel sanft mit dem Ball. Unterlassen Sie jegliches Drücken, streichen Sie das Gewebe nur sanft aus.

▶ Legen Sie zur Entlastung öfter die Beine hoch und führen Sie nach langem Sitzen sanfte Bewegungen wie Beckenkreisen aus.

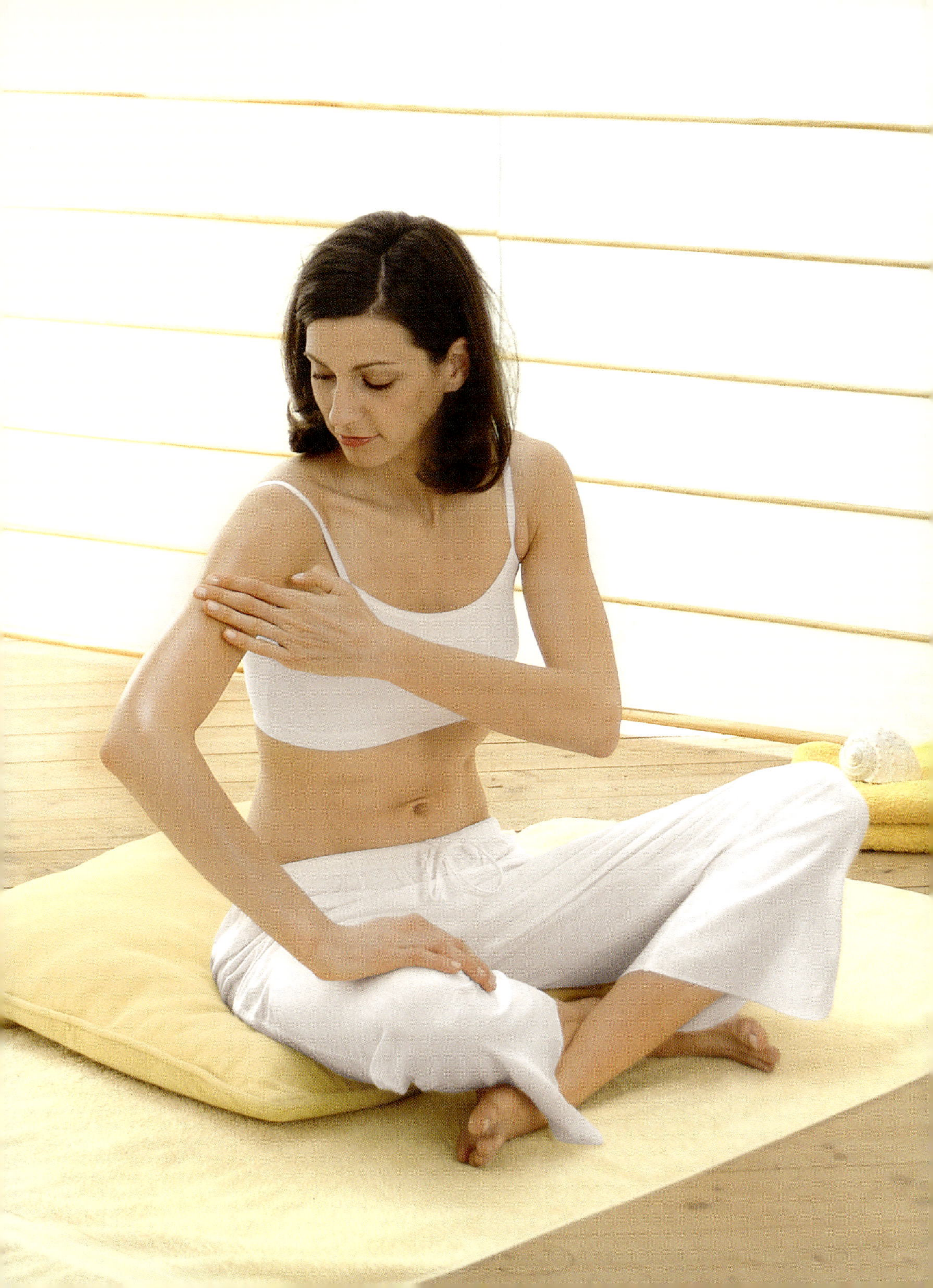

Die Bauchmassage

▶ Wer sich selbst verwöhnen will, gönnt sich eine sanfte Bauchmassage. Dazu können Sie jederzeit alle Griffe verwenden, die auch für die Partnerbauchmassage infrage kommen.

▶ Für die Bauchmassage machen Sie es sich am besten im Bett gemütlich. Wahrscheinlich wird die Bauchmassage für Sie im Alltag nur dann zum Einsatz kommen, wenn es im Bauch zwickt und Sie Verdauungsprobleme haben. Bauchschmerzen sind aber immer auch ein Zeichen von Überforderung, seelischem Druck und Unausgeglichenheit. Deshalb ist eine vorbeugende Bauchmassage immer zu empfehlen und könnte zu einem Ritual vor dem Einschlafen werden.

▶ Allein das Kreisen einer Handfläche im Uhrzeigersinn rund um den Nabel schenkt wohlige Entspannung und kann als Einschlafhilfe wertvoll sein. Lassen Sie den Alltag hinter sich, gönnen Sie sich eine kurze Bauchmassage zum Abschalten und dann können Sie beruhigt einschlafen.

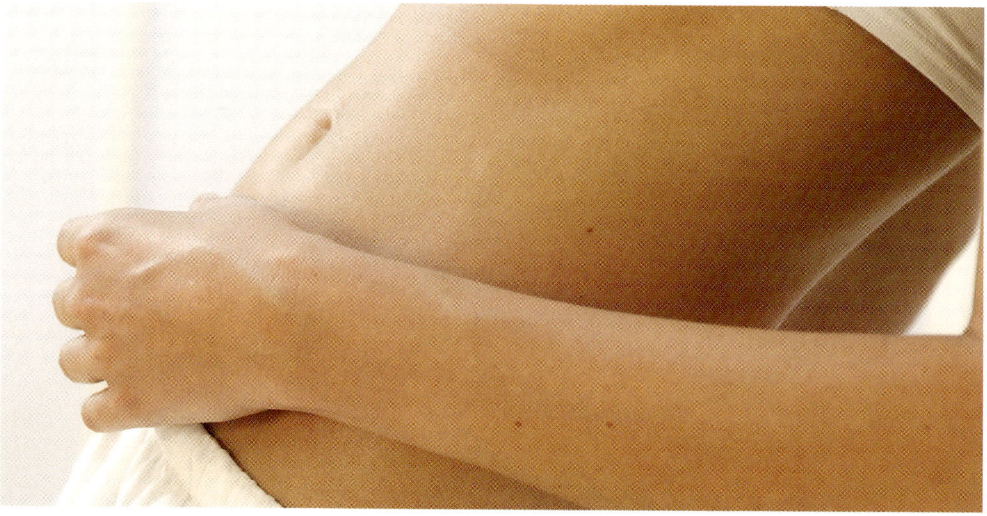

▶ Sie benötigen zur Bauchmassage nur ganz wenig Öl. Wenn Sie keine Lust auf ölige Finger haben, dann geht es auch mal ohne Öl. Hauptsache, Sie tun sich etwas Gutes!

Die Kopfmassage

▶ Bei jedem Haarewaschen können Sie sich gleichzeitig eine ausgiebige Kopfmassage gönnen.
▶ Aber auch als Trockenübung bringt die Kopfmassage, die wie beim Shampoonieren ausgeführt wird, nicht nur die Kopfhaut wieder auf Trab, sondern auch die grauen Zellen.
▶ Unterstützend können Sie sich noch gleichmäßig und mit sanftem Zug die Haare lang ziehen. Greifen Sie dazu mit allen Fingern in die Haare, halten Sie sie fest und ziehen Sie leicht daran.
Langes, kräftiges Bürsten mit einer Naturhaarborstenbürste regt die Durchblutung der Kopfhaut ebenfalls an und macht schnell wieder leistungsfähig.

Zur Selbstmassage am Kopf eignet sich auch der Igelball hervorragend. Kreisen und Rollen sind möglich und runden die Massage per Hand auf angenehme Weise ab.

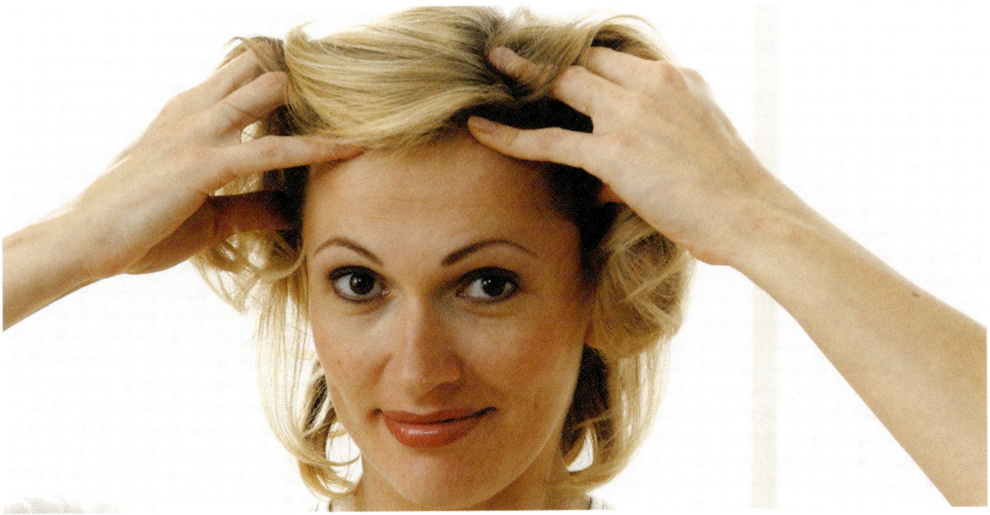

Mehr **Lebensenergie** durch **Massage**

- *Das Geheimnis der Lebensenergie*
- *Die Meridiane oder Energieleitbahnen*
- *Die Selbstmassage der Energiezonen*

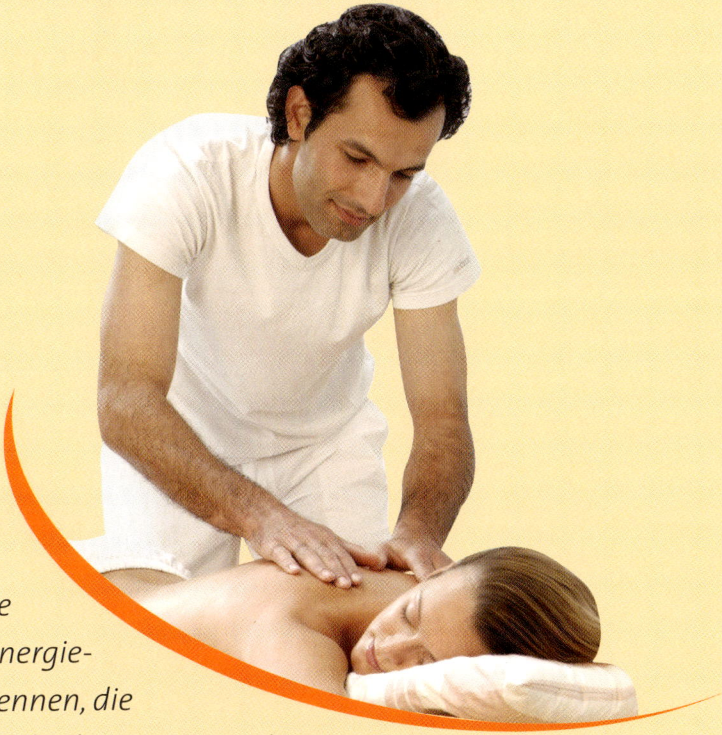

Die Massage gehört zu den ältesten Heilmethoden, die es gibt. Lernen Sie die Grundlagen der Energiezonen-Massage kennen, die die effektivsten Methoden aus Fernost für Sie zusammenfasst. Entdecken Sie das Geheimnis der Lebensenergie, und nutzen Sie die Heilkraft Ihrer Hände, um gestaute Energien wieder in Schwung zu bringen.

Das **Geheimnis** der **Lebensenergie**

Massagen wirken gegen Stress. Bei der Stimulation der Haut mittels Druck- und Reibetechnik wird das Hormon Oxytocin im Gehirn freigesetzt. So stellen sich Ruhe und Wohlbefinden ein.

Energie ist die Essenz allen Lebens. Ohne Energie gäbe es weder Wachstum noch Entwicklung, Wärme, Liebe oder Kreativität. Energie ist der Motor, der alles am Laufen hält und alles um uns herum bewegt. Und nicht nur dort: Während Sie diese Zeilen lesen und vielleicht ganz entspannt auf dem Sofa sitzen, ist Ihr ganzer Organismus in Bewegung: Herz, Kreislauf, Verdauung, Stoffwechsel, Hormone und Atmung – alles Ausdruck Ihrer Lebendigkeit und Lebensenergie.

Die Lebensenergie bewusst nutzen

Im Fernen Osten haben Philosophen und Heilkundige das Phänomen der Lebensenergie schon vor Jahrtausenden erforscht. Sie entdeckten dabei, dass diese Ur-Energie sich zwar nicht direkt fassen, wohl aber pflegen und kultivieren lässt.

Viele asiatische Therapieformen und Übungswege, wie Aikido, Qi Gong, Akupunktur oder Shiatsu, zielen darauf ab, die Lebensenergie bewusst für Gesundheit, Beweglichkeit, Wohlbefinden oder Langlebigkeit zu nutzen.

Qi – die Quelle Ihrer Energie

In der traditionellen chinesischen Medizin (TCM) wird die Lebensenergie als Qi bezeichnet. In Japan heißt sie Ki, in der indischen Kultur Prana. Die alten Griechen nannten die Lebenskraft, die die körperlichen Funktionen lenkt, Pneuma. Qi, Ki, Prana, Pneuma – so unterschiedlich die Begriffe auch sein mögen, so ist dabei doch stets die universelle Lebensenergie gemeint.

In der Energiezonen-Massage, die vorwiegend auf den Erkenntnissen der TCM gründet, werden wir beim Begriff »Qi« bleiben, den viele ja auch aus dem Qi Gong, der chinesischen Atemtherapie, kennen. Ebenso wie in den Übungen des Qi Gong geht es auch in der Energiezonen-Massage darum, das Qi zum Fließen zu bringen.

Je mehr Energie Sie zur Verfügung haben, desto lebendiger werden Sie sich fühlen. Doch Sie sollten es nicht dem Zufall überlassen, ob Sie viel oder wenig Energie besitzen: Die Energiezonen-Massage ist eine von vielen Möglichkeiten, Ihre Energiequelle wieder neu aufzuladen.

Wenn der Energiefluss gestört ist

Nach fernöstlicher Auffassung strömt Qi durch die Meridiane, feine Energieleitbahnen, über die der ganze Körper mit Lebenskraft versorgt wird. Das Problem dabei: Der Fluss der Lebensenergie kann leicht gestört werden.

Fließt zu wenig Energie, fühlen wir uns erschöpft und müde. Ein Überschuss an Qi hingegen kann zu Gereiztheit und Verspannungen in Körper und Seele führen. Oft fließt die Lebensenergie aber auch nur ungleichmäßig – in einem Bereich zu stark, in einem anderen zu schwach. Und manchmal kommt es zu »Staus«, die den Fluss der Energie in den Meridianen stark behindern.

Die Energiezonen-Massage ist die Kunst, das Qi durch die Kraft der Hände wieder in Fluss zu bringen. Dies ist deshalb so wichtig, da Blockaden viele Krankheiten und Beschwerden hervorrufen können. Ganz abgesehen davon, ist der freie Fluss von Qi nicht nur für einen selbst, sondern auch für andere entscheidend. Menschen, deren Energie ungehindert fließen kann, haben entsprechend viel »Power« – und die überträgt sich auf ihre Mitmenschen ebenso wie Missstimmungen oder Erschöpfung.

Die »Qi-Massagen«

Es gibt viele Massageformen, deren Ziel die Harmonisierung des Qi ist. Akupressur, Shiatsu, Tuina und auch Chakra- und Ayurveda-Massagen gehören dazu. Die Energiezonen-Massage fasst die besten Techniken aus den genannten Schulen zusammen.

Die **Meridiane** oder Energieleitbahnen

Stress, Sorgen, Ängste oder alle Formen negativen Denkens stören unser Wohlbefinden und behindern somit auch den freien Fluss der Lebensenergie.

Die Lehre von den Meridianen oder Energieleitbahnen ist eine Wissenschaft für sich. Nicht umsonst ist es erst nach langjährigem Studium möglich, die traditionelle chinesische Medizin in die Praxis umzusetzen. Für die Energiezonen-Massage ist es hingegen nicht notwendig, die genaue Lage der Meridiane zu kennen, da hierbei immer nur ausgewählte Energiezonen stimuliert werden. Solange Sie also nicht professionell arbeiten wollen, genügt es, sich an die jeweils beschriebenen Drucktechniken zu halten.

Da das Meridiansystem die Grundlage der Akupunktur und aller wichtiger östlicher Heilmassagen bildet, ist allerdings etwas Hintergrundwissen sinnvoll. Auch erleichtert es das Verständnis der Funktionsweisen der Energiezonen-Massage. Im Folgenden sind daher die wichtigsten Informationen über die Meridiane und ihre Aufgaben anschaulich zusammengefasst.

Die Meridiane und ihre Aufgaben

Die Bezeichnung »Meridiane« entspringt eigentlich einem historischen Irrtum. Im 17. Jahrhundert stießen westliche Besucher bei chinesischen Ärzten auf Karten und Modelle, in denen die Leitlinien auf dem menschlichen Körper eingezeichnet waren. Sie tauften sie Meridiane, da diese Linien an die auf Landkarten und Globen eingezeichneten Längengrade zur geografischen Ortsbestimmung erinnerten. Und tatsächlich kann sich ein Akupunkturtherapeut an den Meridianen ebenso orientieren wie ein Seefahrer anhand der Längen- und Breitengrade auf seiner Seekarte.

Steuerung des Qi-Flusses

Nach chinesischer Auffassung ist unser Körper nicht nur von Blutgefäßen und Nervenbahnen, sondern auch von Energiebahnen durchzogen. Über diese Leitbahnen werden alle Organe mit der Lebensenergie Qi versorgt.

Hauptmeridiane und Sonderleitbahnen

Es gibt zwölf Haupt- oder Primärmeridiane, die den jeweiligen Organen zugeordnet sind. Sie unterteilen sich nach Yin und Yang: Die eine Hälfte bildet die Yin-Meridiane, die andere Hälfte die Yang-Meridiane.

Gerade im Bereich der Schmerzlinderung zeigt die Behandlung der Meridiane mit Nadeln, Fingerdruck oder Wärme oft erstaunliche Wirkungen. So können zuweilen sogar Operationen mittels Akupunktur ohne Betäubung schmerzfrei durchgeführt werden.

Die sechs Yin-Meridiane

- Lungenmeridian (LU)
- Milz-Pankreas-Meridian (MP)
- Nierenmeridian (NI)
- Herzmeridian (HE)
- Lebermeridian (LE)
- Kreislauf-Sexualität-Meridian (KS)

Die sechs Yang-Meridiane

- Dickdarmmeridian (DI)
- Magenmeridian (MA)
- Dünndarmmeridian (DÜ)
- Blasenmeridian (BL)
- Gallenblasenmeridian (GB)
- Dreifacher-Erwärmer-Meridian (3E)

Die Sonderleitbahnen

Neben diesen zwölf Hauptmeridianen gibt es noch acht Sonderleitbahnen, von denen zwei eine besondere Rolle spielen:

- Lenkergefäß (LG, Yang-Meridian)
- Konzeptionsgefäß (KG, Yin-Meridian)

Die oben genannten zwölf Hauptmeridiane ergeben zusammen mit den beiden Sonderleitbahnen die so genannten 14 großen Meridiane. Abgesehen davon gibt es noch eine Fülle kleinerer Nebenleitbahnen, die jedoch für die Massage nur eine untergeordnete Rolle spielen.

Was sich über die Meridiane beeinflussen lässt

Noch heute orientieren sich Ärzte der traditionellen chinesischen Medizin bei Akupunktur und Akupressur nach den alten Meridian-Modellen.

Auch wenn die meisten der Meridiane nach Organen benannt sind, beziehen sich ihre Wirkungsbereiche weniger auf dieses einzelne Organ als vielmehr auf sämtliche energetischen Aspekte, die mit dem jeweiligen Organbereich zusammenhängen. Das bedeutet, dass die Meridiane also nicht nur das ihnen zugehörige Organ kontrollieren, sondern ganze Funktionskreise – und sie wirken auch in Bereichen, die auf den ersten Blick nichts mit dem jeweiligen Organ zu tun haben. So beeinflusst der Nierenmeridian zum Beispiel nicht nur die Nieren, sondern auch Wasserhaushalt, Entgiftung, sexuelle Energie und sogar die Gemütsverfassung.

Für die Praxis der Energiezonen-Massage brauchen Sie die genauen Funktionskreise der Leitbahnen natürlich nicht zu kennen. Behalten Sie einfach im Hinterkopf, dass die Energiezonen, die Sie in den jeweiligen Programmen massieren, nicht nur Organe, sondern den ganzen Organismus und nicht zuletzt auch die Seele harmonisieren.

Bitte beachten:

- Die Beschreibungen der Meridianverläufe beziehen sich in diesem Buch wie üblicherweise nur auf die an der Körperoberfläche verlaufenden Abschnitte.
- Nur diese oberflächlichen Meridiane können bei der Energiezonen-Massage stimuliert werden.
- Der Vollständigkeit halber sei aber erwähnt, dass die Meridiane auch im Körperinneren weiterverlaufen.

Der Verlauf der Meridiane und ihre Wirkungsbereiche

Alle 14 großen Meridiane verlaufen in Längslinien paarig am Körper entlang – jeweils auf der linken und der rechten Körperseite. Die Ausnahme bilden lediglich die beiden Sondermeridiane – das Lenker- und das Konzeptionsgefäß –, die genau über die Körpermitte verlaufen und somit nur jeweils einmal vorhanden sind. In der folgenden Übersicht finden Sie die wichtigsten Anhaltspunkte zu Verlauf und Wirkungsweise der 14 großen Meridiane:

Der Gallenblasenmeridian beginnt am äußeren Augenwinkel und verläuft im Zickzack über die Schläfe und das Ohr, dann am Hinterkopf abwärts und über die Seite von Schulter, Brustkorb, Bauch und Hüften zur Außenseite von Ober- und Unterschenkel. Er endet am Nagelwinkel des vierten Zehs (Grafik oben).

▶ Der Gallenblasenmeridian beeinflusst die Funktionen von Gallenblase, Leber und Haut. Er wirkt sich darüber hinaus auch auf die Augen, den Kopf- und den Schulterbereich aus. Dieser Meridian ist energetisch außerdem mit dem Lymphsystem, dem Ischiasnerv und den Bandscheiben verbunden.

Der Dickdarmmeridian entspringt an der Außenseite des Zeigefingernagels. Er zieht über die Außenseite von Unterarm und Ellenbogen und über die äußere Seite des Oberarms nach oben. Am höchsten Punkt der Schulter verläuft er an der Seite des Halses entlang bis ins Gesicht, wo er seitlich der Nase endet (Grafik unten).

▶ Der Dickdarmmeridian steuert Nahrungsverwertung und Darmtätigkeit sowie die Ausscheidung. Er ver-

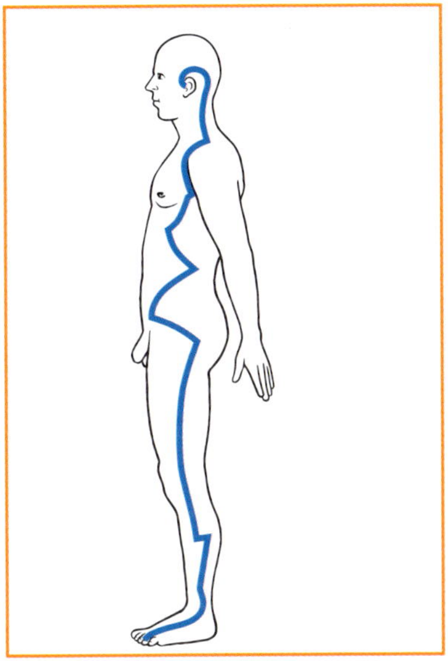

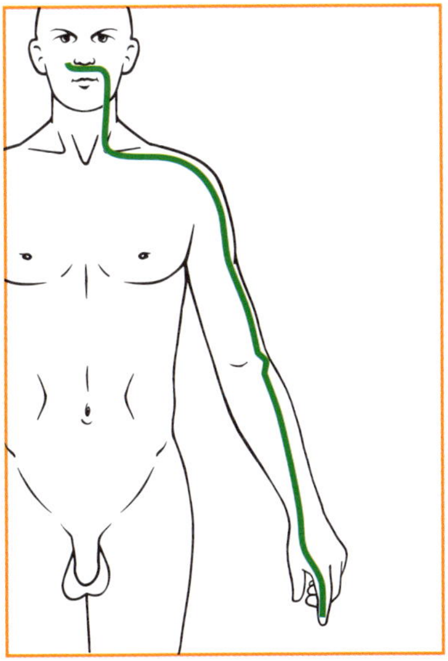

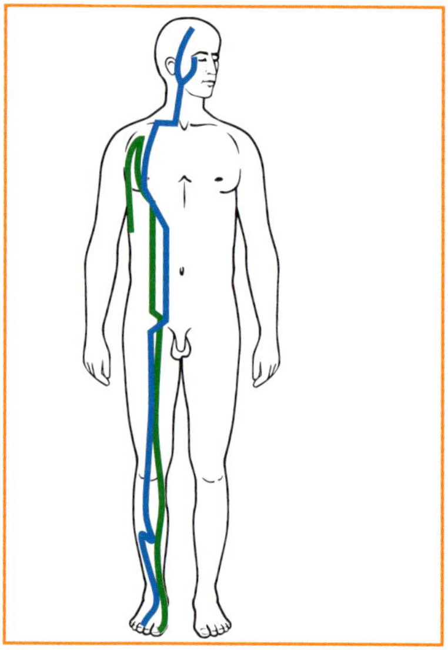

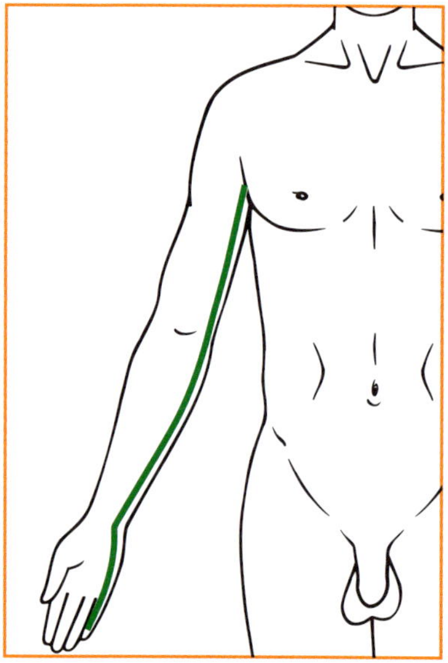

sorgt vor allem den Dickdarm mit Energie und schützt die Schleimhäute der Verdauungsorgane. Darüber hinaus beeinflusst dieser Meridian außerdem Zähne, Zahnfleisch, Mund und Nase sowie die seelische Reifung.

Der Magenmeridian entspringt neben der Nase unterhalb der Augenmitte und verläuft in einem Zweig einerseits nach oben zur Schläfe, andererseits nach unten zum Unterkiefer. Von hier aus verläuft er am Hals entlang abwärts über Brust, Bauch, Leiste und Vorderseite des Oberschenkels bis zur Außenseite des Knies. Von hier zieht er weiter bis zur Mitte des Unterschenkels und macht dort eine kleine Kurve. Anschließend verläuft er in Richtung Fußrücken hinunter und endet schließlich an der Außenseite des zweiten Zehs (Grafik oben, blau).

▶ Der Magenmeridian steuert die Verdauung und den Appetit, beeinflusst aber auch den Hals- und Kieferbereich sowie den oberen Teil des Darms und den Kreislauf.

Der Milz-Pankreas-Meridian entspringt innen am großen Zeh. Von dort verläuft er senkrecht nach oben über den Fußrücken zur Innenseite von Unter- und Oberschenkel, dann über Leiste und Bauch zur Außenseite der Brust. Unter dem Schlüsselbein knickt er nach unten und endet unter der Achsel (Grafik oben, grün).

▶ Der Milz-Pankreas-Meridian reguliert den Flüssigkeitshaushalt des Organismus, die Verwertung und Umwandlung der Nahrung und die Aufnahme der Lebensenergie. Er beeinflusst außerdem Bindegewebe, Muskulatur und die Funktion des Immunsystems sowie den Gemütszustand.

Der Herzmeridian verläuft von der Achselhöhle zur Innenseite von Ober- und Unterarm bis in die Handfläche. Er endet an der inneren Spitze des kleinen Fingers (Grafik Seite 70 unten).

▶ Der Herz-Meridian kontrolliert die Funktionen von Herz, Herzbeutel und Kreislauf. Er hat außerdem Einfluss auf den Schlaf und das Gleichgewicht der Emotionen sowie auf mentale Vorgänge wie Konzentration und Gedächtnis.

Der Dünndarmmeridian entspringt in der Fingerspitze des kleinen Fingers und steigt über den Handrücken und die Außenseite des Unterarms aufwärts. Vom höchsten Punkt des Oberarms aus verläuft er in einer Zickzacklinie über die Schulter, dann zum Trapezmuskel, zur Seite des Halses und schließlich hinauf zu Wange und Ohr (Grafik oben, blau).

▶ Der Dünndarmmeridian beeinflusst die Darmtätigkeit, den Bewegungsapparat, insbesondere Arme und Schultern, Teile des Rückens sowie das Gehör.

Der Dreifacher-Erwärmer-Meridian führt vom äußeren Nagelwinkel des Ringfingers über den Handrücken und den äußeren Unterarm aufwärts bis zur Schulter. Von dort zieht er über den Hals und um das Ohr zum äußeren Ende der Augenbraue (Grafik oben, grün).

▶ Der Dreifacher-Erwärmer-Meridian schützt den ganzen Organismus. Die drei Ebenen, die er beeinflusst, sind: Kopf bis Zwerchfell, Zwerchfell bis Nabel und Nabel bis Füße. Er ist keinem speziellen Organ zugeordnet, sondern verbindet alle Organe miteinander.

Der Nierenmeridian beginnt in der Fußsohlenmitte, umkreist den Knöchel, verläuft an der Innenseite der

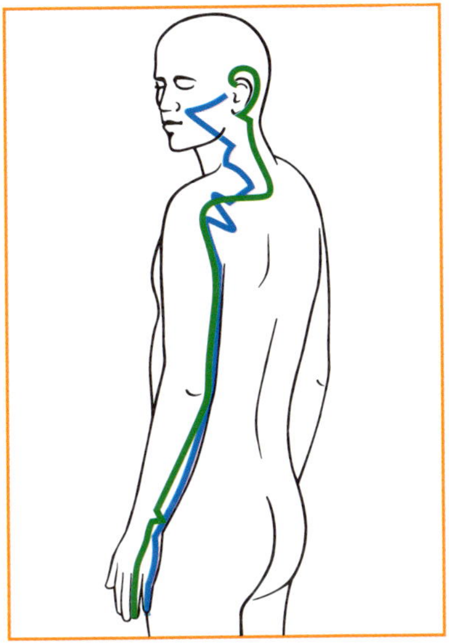

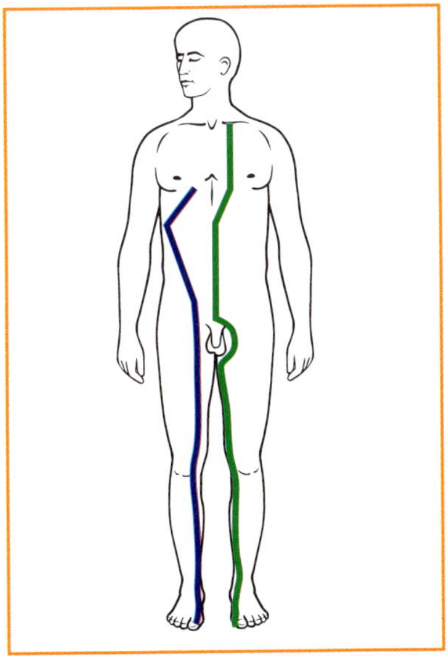

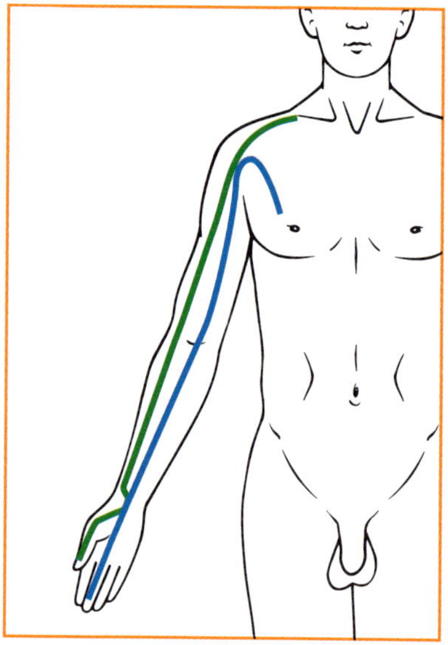

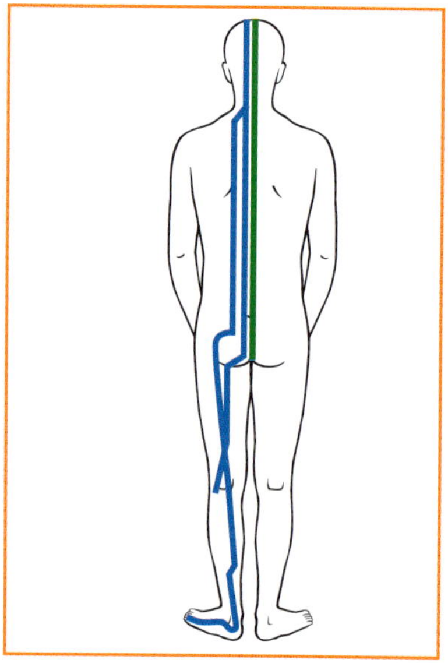

Wade über die Kniekehle zur Oberschenkelinnenseite, führt über den Bauch zur Brust und endet unterhalb des Schlüsselbeins (Grafik Seite 71 unten, grün).

▶ Der Nierenmeridian steuert Nierenfunktion und Harnausscheidung, er spielt aber auch für den Wärmehaushalt und die Energieversorgung des ganzen Organismus eine große Rolle. Er beeinflusst die Geschlechtsorgane, reguliert den Wasserhaushalt im Körper und ist auch für viele Stoffwechselprozesse von Bedeutung.

Der Lebermeridian beginnt am äußeren Nagelwinkel des großen Zehs und läuft über die Beininnenseite von Wade und Oberschenkel in die Leiste, wo er einen Bogen macht und im unteren Rippenbereich endet (Grafik Seite 71 unten, blau).

▶ Der Lebermeridian steuert die Leber- und Gallenblasenfunktionen, wirkt sich auf Verdauung, Blutqualität und Augen aus. Er hilft darüber hinaus bei der Entgiftung, schützt die Nerven und harmonisiert die Gefühle.

Der Lungenmeridian verläuft von unterhalb des Schlüsselbeins über die Außenseite der Brust zur Arminnenseite, wo er Oberarm, Ellbogenfalte, Unterarm und Daumenballen passiert, bevor er an der äußeren Kante des Daumens endet (Grafik oben, grün).

▶ Der Lungenmeridian beeinflusst Atmung, Lungenfunktion, Entgiftung sowie den Zustand der Haut und sogar die Nieren. Bei der Aufnahme und Steuerung des Qi spielt er ebenfalls eine große Rolle.

Der Kreislauf-Sexualität-Meridian entspringt außen neben der Brustwarze, verläuft über die Achselhöhle an der Arminnenseite zur Handinnenfläche und endet an der Mittelfingerspitze (Grafik oben, blau).

▶ Der Kreislauf-Sexualität-Meridian reguliert Kreislauf und Blutdruck, wirkt sich auf Herz und Herzbeutel aus und beeinflusst die Hormonausschüttung ebenso wie die seelische Verfassung.

Der Blasenmeridian entspringt am inneren Augenwinkel und verläuft über Scheitel, Hinterkopf und Nacken zum Rücken, wo er zweigeteilt parallel zur Wirbelsäule abwärts fließt. Über die Rückseite der Beine und die Außenseite der Knöchel führt er in die kleinen Zehen, wo er schließlich endet (Grafik Seite 72 unten, blau).

▶ Der Blasenmeridian beeinflusst die Funktion von Blase und Nieren sowie die Harnausscheidung. Darüber hinaus wirkt er sich auf den Rücken, die Gelenke und den Hormonhaushalt aus.

Das Lenkergefäß entspringt in der Beckenhöhle. Vom Damm aus passiert es Steißbein und Kreuzbein und zieht senkrecht an der Wirbelsäule aufwärts, wo es über die Mittellinie von Nacken und Hinterkopf und schließlich über den Scheitel bis zu Stirn und Nase verläuft. Es endet über der Oberlippe im Zahnfleisch (Grafik Seite 72 unten, grün).

▶ Das Lenkergefäß beeinflusst die sechs Yang-Meridiane. Sein Wirkungsbereich umfasst Dünndarm, Blase, Gallenblase, Dickdarm und Magen, und es hängt mit der Gesundheit des Rückens, der Vitalität, der Abwehrkraft des Immunsystems und dem Wärmehaushalt zusammen.

Das Konzeptionsgefäß entspringt am Damm und verläuft über die Mittellinie der Körpervorderseite. Es passiert den Schambereich, Bauch, Brust und Hals und endet unterhalb der Unterlippe (Grafik rechts).

▶ Das Konzeptionsgefäß ist auch keinem Organ zugeordnet, sondern beeinflusst die sechs Yin-Meridiane und damit Lunge, Leber, Nieren, Herz, Milz und die Fortpflanzungsorgane.

Das Konzeptionsgefäß

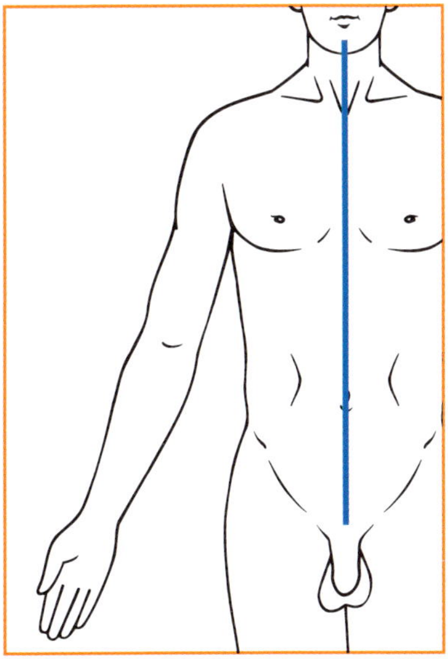

Die **Selbstmassage** der Energiezonen

Die Energiezonen-Massage ist bestens geeignet für eine Selbstanwendung. So bietet sie schnelle Hilfe bei Stress und Hektik im Alltag.

Es liegt nahe, die Energiezonen-Massage auch für die Eigenbehandlung zu nutzen. Schließlich wird nicht immer dann, wenn Sie an Kopfschmerzen oder Einschlafstörungen leiden, ein Partner zur Stelle sein, der Ihnen helfen kann.

Im Gegensatz zur westlichen Massage, die sich kaum für die Selbstanwendung eignet, ist die Energiezonen-Massage geradezu ideal, wenn es darum geht, sich selbst etwas Gutes zu tun. Viele Akupressurpunkte liegen an Händen, Armen, Beinen und Bauch und sind somit gut zu erreichen.

Die Selbstbehandlungsprogramme, die Sie auf den nächsten Seiten finden, bieten schnelle Hilfe bei einigen ausgewählten Alltagsbeschwerden. Die hierbei eingesetzten Drucktechniken sind ganz einfach und können auch ohne Vorkenntnisse ausgeführt werden. Für die Anwendungen benötigen Sie jeweils nur wenige Minuten.

Eine kleine Reise zu sich selbst

Jede Form von Massage ist ursprünglich dem Bedürfnis entsprungen, Schmerzen oder Unwohlsein bei sich selbst zu vertreiben. So reiben wir uns beispielsweise das Knie ganz unwillkürlich, wenn wir es uns kräftig angestoßen haben. Oder wir legen unsere Hände instinktiv auf den Oberbauch, wenn wir an Magenschmerzen oder Übelkeit leiden.

Die Eigenmassage bietet Ihnen die Chance, sich selbst besser kennen zu lernen. Und nur wenn Sie wissen, was Ihnen selbst gut tut, können Sie einen anderen wirkungsvoll massieren. Die Selbstmassage ist somit eine gute Vorbereitung auf die Massage des Partners.

Wenn Sie sich selbst massieren, sollten Sie versuchen, Ihren eigenen Körper ganz bewusst zu spüren, zu berühren und sich selbst Kraft und Geborgenheit zu schenken. Auf diese Weise werden Sie schnell entdekken, was Sie brauchen, um Stress abzubauen, Schmerzen loszuwerden oder Ihre Stimmung zu verbessern.

Bitte beachten: Bei der Selbstbehandlung sollten Sie immer auf Ihre Intuition hören. Das ist oft gar nicht so einfach, doch einige kleine Tipps helfen Ihnen dabei:

▶ Die Selbstmassage sollte Ihnen leicht von der Hand gehen. Sorgen Sie daher für eine bequeme Körperhaltung. Die meisten Techniken können Sie im Sitzen, einige sogar im Liegen durchführen.

▶ Oft gehen wir mit einem fremden Körper einfühlsamer um als mit dem eigenen. Doch bei der Energiezonen-Massage sollten Sie immer behutsam und bewusst vorgehen, ganz gleich ob Sie Ihren Partner oder sich selbst massieren. Hören Sie auf die Reaktionen Ihres Körpers und auf Schmerzsignale!

▶ Arbeiten Sie nie mit reiner Muskelkraft, wenn Sie Druck auf die jeweiligen Energiezonen ausüben. Die Massage kann nur gut wirken, wenn Sie entspannt und mit dem richtigen Schwerpunkt arbeiten.

▶ Einige der Drucktechniken sind so unauffällig, dass sie sich sogar im vollbesetzten Zug ausführen lassen. Dennoch: Wenn möglich sollten Sie sich immer etwas Zeit für die Selbstbehandlung nehmen und sich dafür an einen ruhigen Ort zurückziehen.

▶ Versuchen Sie, die magische Anziehungskraft zu erspüren, die bestimmte Energiezonen ausstrahlen – so finden Sie genau die Punkte, die Sie brauchen, um Ihre momentanen Beschwerden zu lindern.

Achten Sie auf Signale Ihres Körpers. Spüren Sie ganz bewusst nach, wie Körper und Seele auf die Stimulation bestimmter Energiezonen reagieren! Nur so können Sie herausfinden, welche Techniken besonders wichtig für Sie sind.

Auch wenn die folgenden Kurzprogramme für die Selbstanwendung beschrieben wurden, können Sie sämtliche Techniken natürlich genauso gut auch für die Partnermassage nutzen!

Die Kurzprogramme

Die Selbstmassageprogramme für die Energiezonen können auch mit Aroma-, Bachblüten- und Phytotherapie kombiniert werden.

Die folgenden kurzen Massageprogramme für die Selbstanwendung helfen schnell, häufige Beschwerden zu lindern oder gar ganz zu beseitigen. Die Energiezonen, die dabei behandelt werden, harmonisieren sowohl Organfunktionen als auch das seelische Befinden. Sie wirken daher nicht nur bei körperlichen Beschwerden wie beispielsweise Verdauungsstörungen, sondern verbessern auch die seelische Verfassung.

Alle Selbstmassageprogramme entsprechen dem ganzheitlichen Ansatz der Energiezonen-Massage und können mit anderen natürlichen Therapieformen wie der Aroma-, Bachblüten- oder Phytotherapie kombiniert werden.

Massage bei Angst und innerer Unruhe

Es gibt ganz konkrete Ängste, wie etwa die Angst vor dem Fliegen, vor engen Räumen oder vor Spinnen. Doch die meisten Ängste beziehen sich auf Dinge, die noch nicht eingetreten sind – so etwa die Angst, krank zu werden, allein gelassen zu werden oder den Arbeitsplatz zu verlieren.

Aber ganz gleich, ob es um konkrete Ängste oder eher um unbestimmte Befürchtungen geht: Ängste nehmen in unserer Gesellschaft allgemein zu.

Die häufigsten Symptome der Angst sind schneller Atem, Herzklopfen, Schweißausbrüche und das typische Engegefühl (der Begriff »Angst« stammt vom lateinischen »angus«, was »Enge« bedeutet). Angst geht immer mit innerer Unruhe und Nervosität einher. Die Massage der im Folgenden beschriebenen Energiezonen richtet sich daher darauf, seelische Spannungen abzubauen und Blockaden zu lösen. Ziel ist es, durch die Anregung dieser Zonen Körper und Seele wieder »weit« werden zu lassen und Beengtheit und Beklemmung aufzulösen.

So massieren Sie richtig

▶ Die Zone **A** liegt genau in der Mitte der Fußsohle, in einer kleinen Mulde zwischen dem zweiten und dritten Mittelfußknochen. Diese Zone ist normalerweise sehr schmerzempfindlich und somit leicht aufzuspüren. Legen Sie den rechten Fuß auf den Oberschenkel, und umfassen Sie ihn mit den Händen. Üben Sie mit einem Daumen kräftigen Druck auf die Zone **A** aus. Lassen Sie den Daumen dabei 1 bis 2 Minuten lang dort kreisen. Wechseln Sie dann zum anderen Fuß (Bild oben).

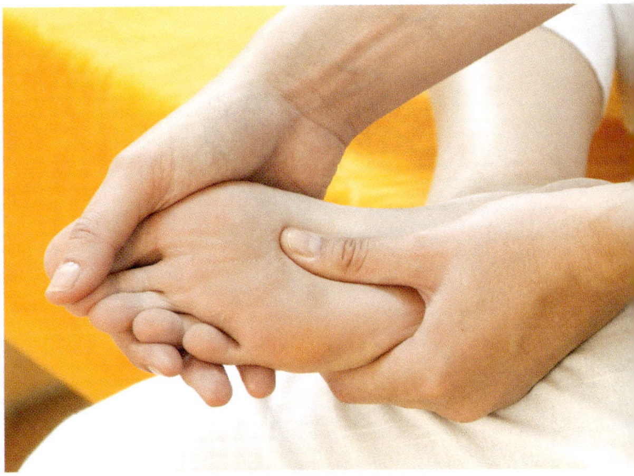

▶ Zone **B** liegt auf der Innenseite des Unterarms, auf der Seite des kleinen Fingers. Sie finden die Zone 3 bis 4 Finger breit über der Falte am Handgelenk. Drücken Sie mit dem Daumen 7 Sekunden lang kräftig auf diesen Punkt, pausieren Sie dann, und wiederholen Sie das noch 2-mal. Führen Sie die Technik dann auch am anderen Arm aus (Bild unten).

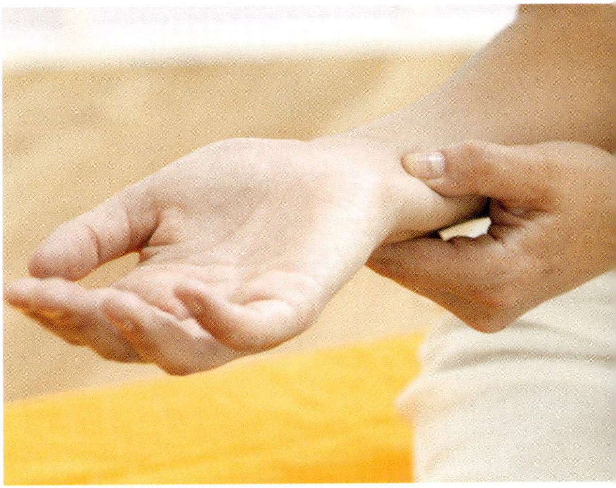

▶ Die Zonen **C** finden Sie links und rechts im Nacken, direkt an der Grenze des Schädelrands. Legen Sie die Hände entspannt auf den Hinterkopf und die Daumen rechts und links auf die Zonen. Üben Sie mindestens 1 Minute lang mäßigen Druck aus, und lassen Sie die Daumenkuppen sanft kreisen (Bild Seite 78 oben).

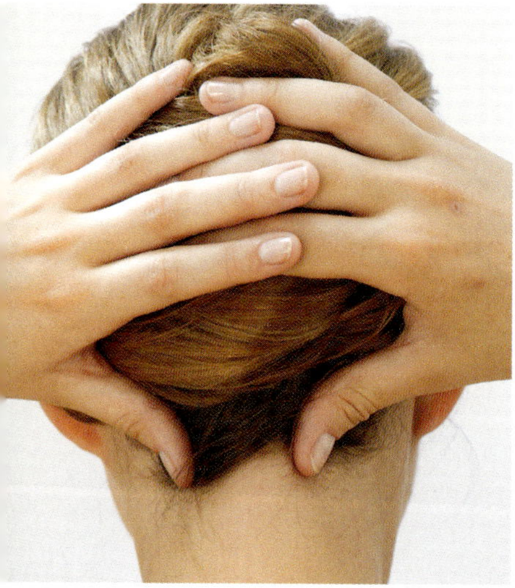

► Zum Abschluss sollten Sie Ihr **Basis-Chakra** (siehe Seite 130) mit neuer Energie aufladen. Es verbindet uns mit der Kraft der Erde, schenkt Stabilität und Vertrauen. Sie können dazu sitzen oder liegen. Schließen Sie die Augen, platzieren Sie die linke Hand auf den Unterbauch in Höhe des Schambeins – die rechte Hand legen Sie auf die linke. Lassen Sie Ihre Gedanken zur Ruhe kommen. Spüren Sie die Wärme Ihrer Hände. Stellen Sie sich vor, wie Sie mit jedem Ausatmen Energie in Ihr Basis-Chakra strömen lassen. Ihr Atem wird dabei immer ruhiger, Ihr Geist entspannt sich. Um die Sitzung zu beenden, entfernen Sie die Hände langsam vom Bauch, atmen einige Male tief durch und strecken sich durch (Bild unten).

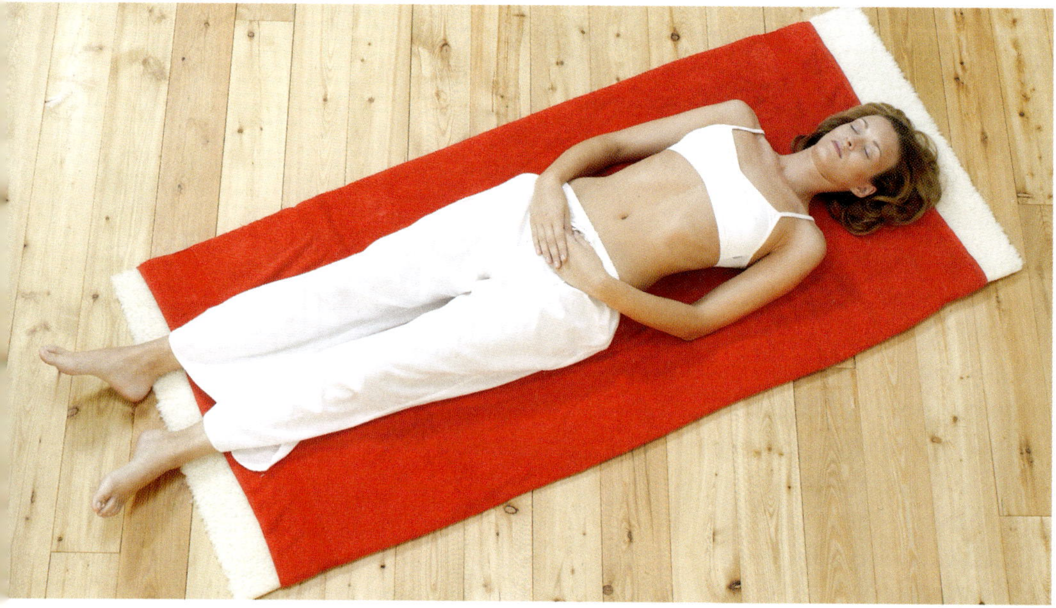

Massage bei Allergien und Asthma

Allergien sind auf dem Vormarsch. Im Frühjahr treten sie besonders oft auf – kein Wunder, schließlich zählen Gräser-, Baum- und Blumenpollen zu den häufigsten Allergieauslösern. Neben dem Heuschnupfen kann es bei besonders empfindlichen Menschen auch zu Asthmaanfällen kommen, die mit Atemnot und Kurzatmigkeit einhergehen. Kinder und Jugendliche sind besonders oft von Asthma betroffen.

Allergische Erkrankungen entstehen allerdings nicht ausschließlich durch eine Unverträglichkeit gegenüber Pollen, sondern sie können zum Beispiel auch durch Nahrungsmittel, Kot von Hausstaubmilben und verschiedenste Chemikalien ausgelöst werden. Neben Heuschnupfen und Atembeschwerden sind auch Hautreaktionen sowie Müdigkeit typische Symptome einer Allergie. Durch die Massage der folgenden Energiezonen können Sie die allergischen Beschwerden positiv beeinflussen.

So massieren Sie richtig

▶ Die Zonen **A** liegen neben und etwas unterhalb des linken und rechten Nasenflügels. Sie sind leicht zu finden, da sie in einer kleinen Mulde liegen. Üben Sie mit den Zeigefingerkuppen auf beiden Seiten gleichzeitig 1 bis 2 Minuten lang mäßigen Druck aus (Bild rechts).

▶ Zone **B** finden Sie genau zwischen beiden Augenbrauen. Üben Sie mit dem Mittelfinger kräftigen Druck aus, und massieren Sie den Punkt zugleich mit kleinen kreisenden Bewegungen etwa 1 Minute lang (Bild rechts).

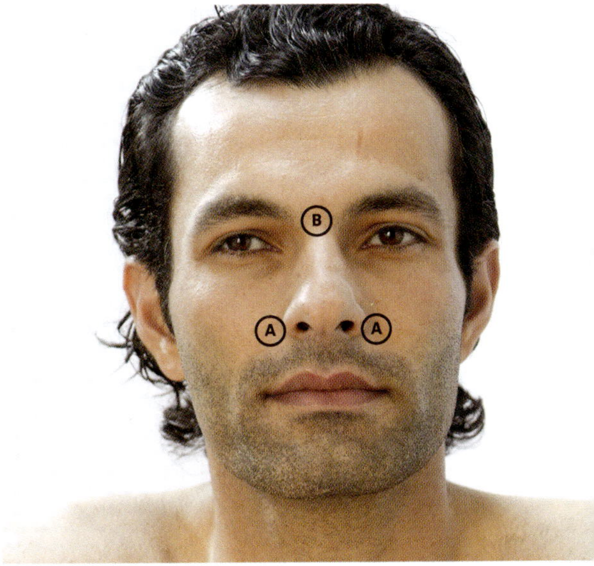

Die Zonen A und B

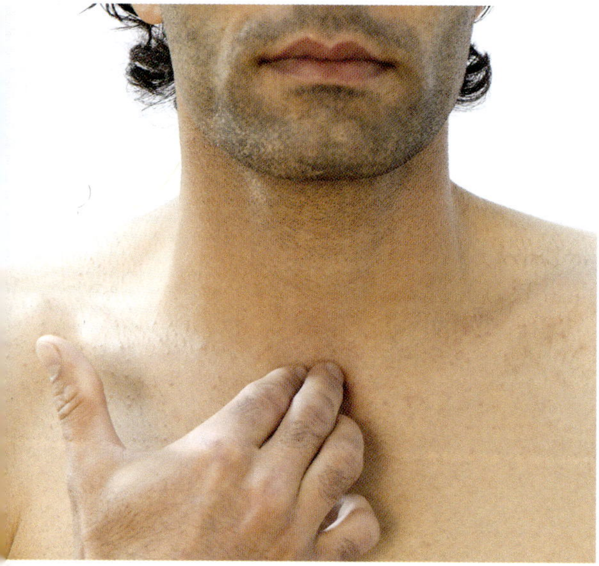

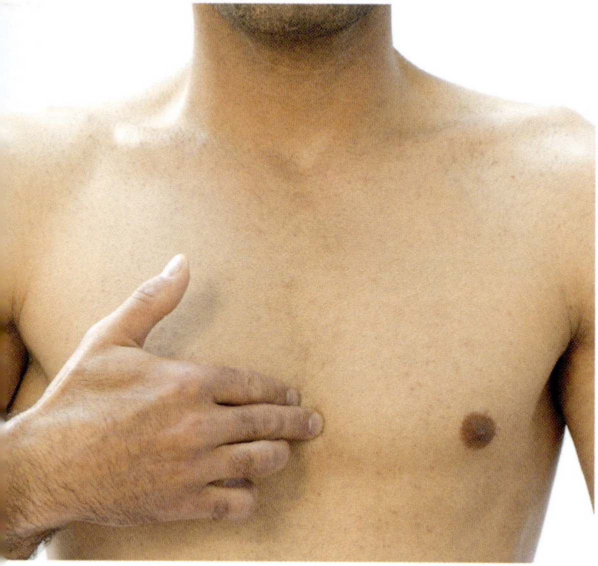

▶ Zone **C** befindet sich in der Vertiefung zwischen Ihren beiden Schlüsselbeinen in der Mitte der Brust etwas oberhalb des Brustbeins.

Legen Sie Zeige-, Mittel- und Ringfinger einer Hand zusammen, und benutzen Sie dazu diese Finger, um die Zone etwa 1 Minute lang mit mäßig starkem Druck zu stimulieren (Bild oben).

▶ Zone **D** liegt genau in der Mitte der Brust, auf Höhe der Brustwarzen. Die Zone ist sehr empfindlich und sollte mit nur geringem Druck bearbeitet werden.

Legen Sie Zeige-, Mittel- und Ringfinger zusammen, und kreisen Sie mindestens 1 Minute lang mit den Kuppen dieser Finger (Bild unten).

▶ Zone **E** finden Sie kurz oberhalb des Knies an der Innenseite des Oberschenkels; sie grenzt an den unteren Rand des Oberschenkelmuskels. Üben Sie mit dem Daumen für etwa 10 Sekunden lang kräftigen Druck auf diese Zone aus.

Pausieren Sie dann kurz, und wiederholen Sie das Ganze insgesamt 3- bis 4-mal. Massieren Sie die entsprechende Zone dann auch am anderen Bein (Bild Seite 81).

Fußmassage gegen Allergien und Asthma

Durch eine Ayurveda-Fußmassage können Sie zahlreiche Energiezonen in den Füßen beeinflussen und allergische Beschwerden lindern. Verwenden Sie spezielles Ayurveda-Sesamöl (aus dem Fachhandel) oder einfach kaltgepresstes Sesamöl. Wärmen Sie 2 Esslöffel Öl im Wasserbad auf, und massieren Sie abwechselnd beide Füße – zuerst jeden einzelnen Zeh, dann Fußsohle und Fußrücken. Benutzen Sie für die Massage vor allem die Daumenkuppen. Führen Sie kräftigende, streichende und kreisende Bewegungen durch.

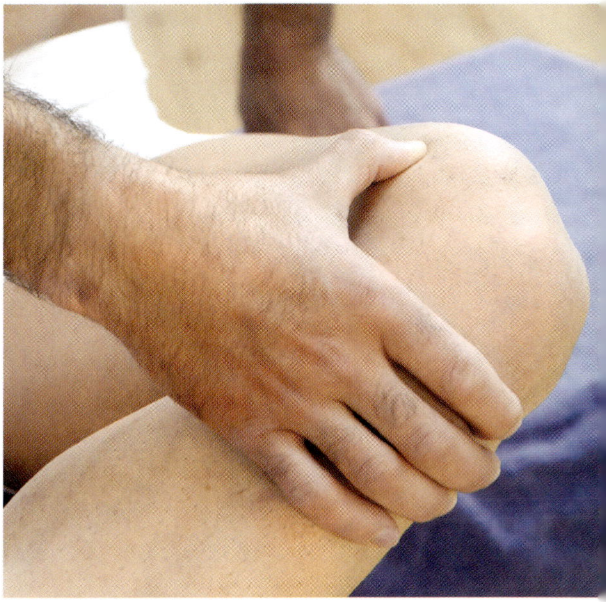

Massage von Zone E

Massage bei Kopfschmerzen und Migräne

Energiezonen-Massagen wirken sehr gut bei aller Art von Schmerzen. Gerade Kopfschmerzen sind weit verbreitet, und es gibt viele mögliche Ursachen dafür – von Stress und verspannten Muskeln bis hin zu Wetterfühligkeit, Erkältungen, Schlafmangel oder Alkohol- und Nikotinmissbrauch.

Eine besonders heftige Art von Kopfschmerzen bildet die Migräne, von der Frauen zwei- bis dreimal häufiger betroffen sind als Männer. Es kommt zu anfallartigen, meist halbseitig auftretenden heftigen Kopfschmerzen, die von Schwindel, Übelkeit und extremer Lichtempfindlichkeit begleitet sein können. Ein Migräneanfall kann einige Stunden, aber auch bis zu mehreren Tagen andauern. Als Ursachen werden unter anderem seelische Faktoren, Stress, hormonelle Einflüsse, familiäre Belastung sowie Nahrungsmittelunverträglichkeiten vermutet.

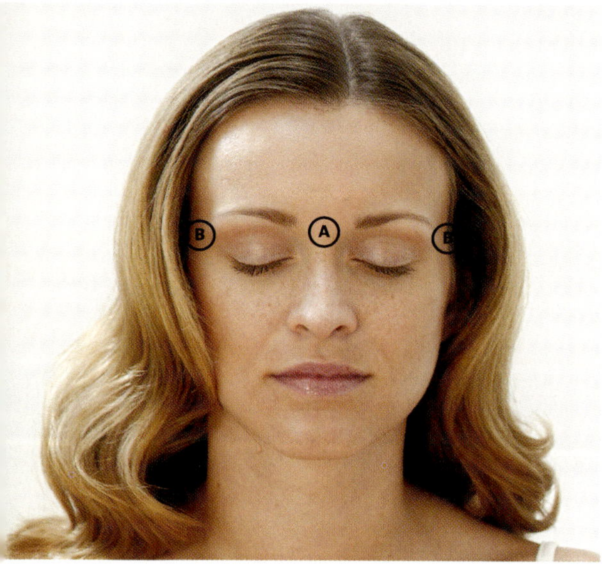

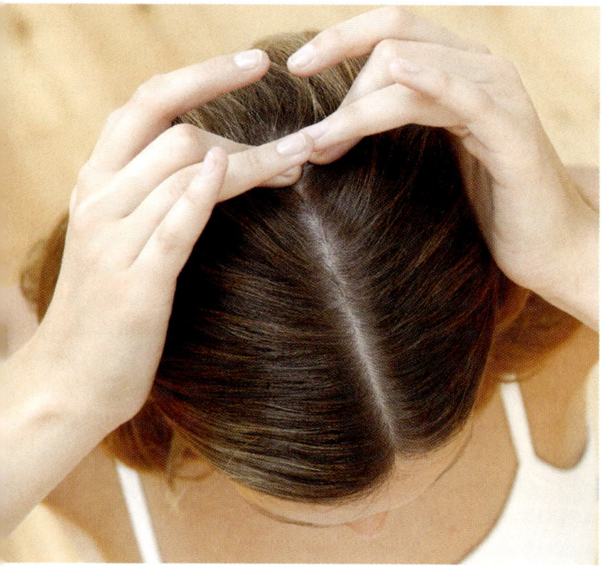

Die regelmäßige Massage der folgenden Energiezonen hilft, die Häufigkeit der Anfälle zu reduzieren.

Treten die ersten Symptome auf, sollten Sie ebenfalls die Zonen sofort massieren.

So massieren Sie richtig

► Zone **A** liegt genau in der Mitte zwischen beiden Augenbrauen. Üben Sie mit dem Mittelfinger kräftigen Druck aus, und massieren Sie den Punkt mit kleinen, kreisenden Bewegungen etwa 1 Minute lang (Bild oben).

► Die Zonen **B** finden Sie gut 1 Finger breit neben dem äußeren Rand der Augenbrauen. Sie können sie leicht aufspüren, da sie jeweils in einer kleinen Vertiefung in der Schläfe liegen. Legen Sie Zeige- und Mittelfinger zusammen, und üben Sie mit den Fingerkuppen mittelstarken Druck aus. Massieren Sie gleichzeitig linke und rechte Schläfe mit leichtem Kreisen – 1 Minute genügt (Bild oben).

► Zone **C** liegt auf dem Scheitelpunkt in der Mitte des Schädeldachs. Legen Sie die Mittelfinger beider Hände zusammen, und üben Sie rund 1 Minute lang mäßigen Druck auf diese Zone aus (Bild unten).

▶ Die Zonen **D** befinden sich links und rechts im Nacken, sie grenzen unmittelbar an den unteren Rand des Schädels an und sind meist recht schmerzempfindlich.

Legen Sie beide Handflächen locker auf den Hinterkopf, die Daumen liegen rechts und links auf den Zonen **D**.

Üben Sie 1 bis 2 Minuten lang sanften Druck aus, wobei Sie die Daumen sehr langsam kreisen lassen (Bild oben rechts).

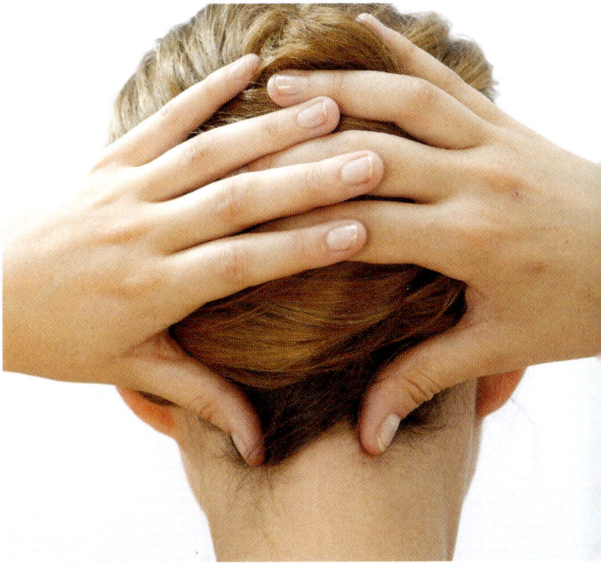

▶ Die Zone **E** liegt auf dem Handrücken zwischen dem ersten und zweiten Mittelhandknochen. Wenn Sie alle Finger strecken und den Daumen gegen den Zeigefinger drücken, liegt die Energiezone an der Stelle, an der die Hautfalte endet.

Um die Zone **E** auf der linken Hand zu stimulieren, bilden Sie mit Daumen und Zeigefinger der rechten Hand eine »Zange«, um gleichzeitig von oben und unten Druck ausüben zu können. Drücken Sie einige Sekunden lang, lockern Sie den Griff, und wiederholen Sie das Ganze 3-mal.

Führen Sie die Technik dann auch an der anderen Hand genauso wie es oben beschrieben wurde durch (Bild unten).

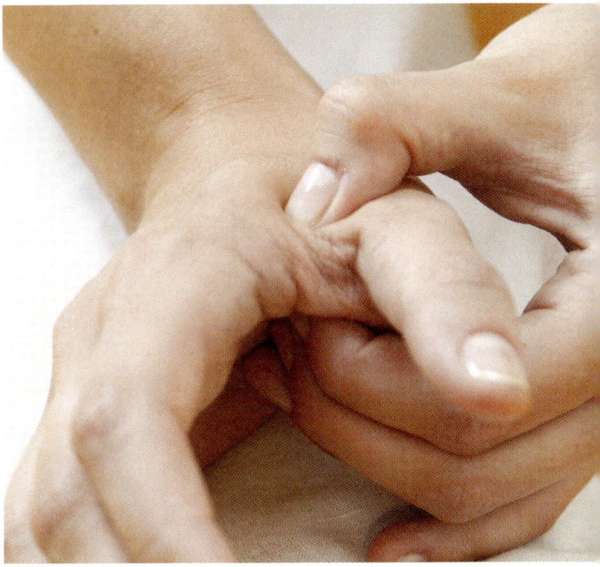

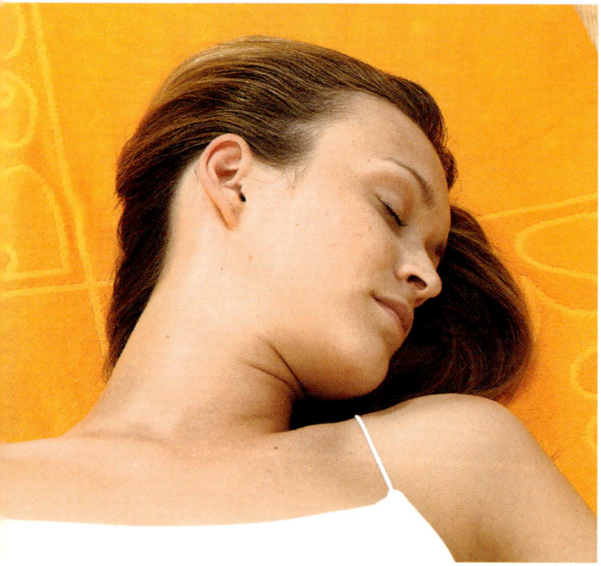

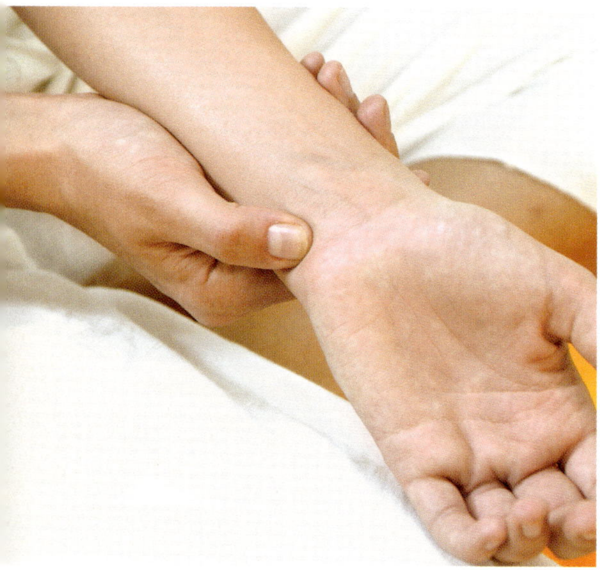

Massage bei Schlafstörungen

Je hektischer unser Leben wird, desto mehr Menschen leiden an Schlafstörungen. Oft sind es unverdaute Tageseindrücke, Belastungen oder Sorgen, die uns den Schlaf rauben. Besonders häufig sind Einschlafstörungen, doch auch Durchschlafstörungen mit mehreren nächtlichen Wachphasen oder vorzeitiges Aufwachen behindern den Schlaf.

Zu Schlaftabletten sollten Sie wirklich nur im äußersten Notfall greifen. Die Gefahr, von diesen Medikamenten abhängig zu werden, ist groß und die Rückkehr zum natürlichen Schlaf-wach-Rhythmus wird nur umso schwieriger. Indem Sie die Energieströme im Körper durch die folgende Massage harmonisieren und Spannungen abbauen, können Sie allmählich wieder zu einem tiefen und erholsamen Schlaf finden.

So massieren Sie richtig

► Die Zonen **A** liegen links und rechts am obersten Teil des Nackens direkt unterhalb des Schädelrands. Legen Sie die Hände auf den Hinterkopf, die Finger zeigen nach oben. Drücken Sie die Daumenkuppen rund 1 Minute lang auf die Zonen **A** (Bild Seite 83 oben).

▶ Die Zone **B** liegt unmittelbar am Handgelenk, und zwar auf der Seite des kleinen Fingers knapp unterhalb des Handballens. Sie finden die Zone in einer kleinen Vertiefung neben der Sehne. Üben Sie mit dem Daumen sanften Druck aus. Kreisen Sie mit der Daumenkuppe mindestens 1 Minute lang auf der Zone und führen Sie das Ganze dann auch am anderen Handgelenk durch (Bild Seite 84 unten).

▶ Zone **C** liegt auf dem Fußrücken zwischen den Mittelfußknochen des großen und des 1. Zehs, und zwar gut 1 Finger breit über dem Zehenzwischenraum.

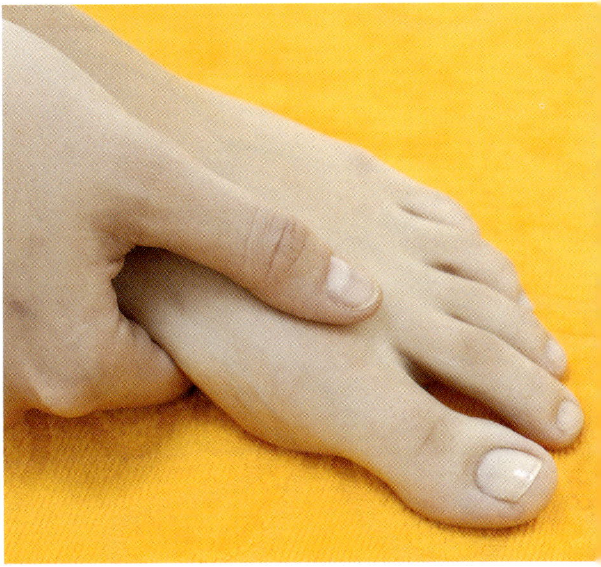

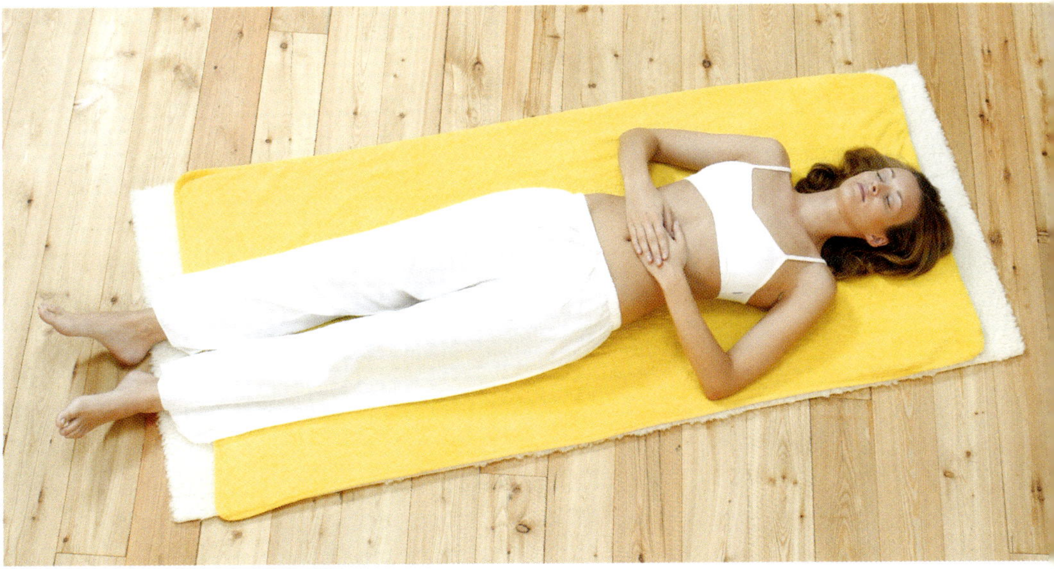

Schieben Sie den Daumen zwischen den beiden Mittelfußknochen mehrmals kräftig hin und her, bis die Haut warm und gerötet ist. Wiederholen Sie die Technik auch am anderen Fußrücken (Bild Seite 85 oben).

▶ Führen Sie abschließend eine Massage des **Nabel-Chakras** (siehe Seite 134) durch, des Zentrums der Gefühle. Indem Sie die Energie in diesem Chakra harmonisieren, lösen sich Sorgen, Gereiztheit und seelische Belastungen, die den Schlaf stören, oft ganz von selbst auf. Führen Sie die Massage im Liegen durch, am besten kurz vor dem Einschlafen: Legen Sie Ihre Hände oberhalb des Nabels auf den Oberbauch, die rechte Hand liegt auf der linken. Richten Sie Ihre ganze Aufmerksamkeit auf die Wärme Ihrer Hände, und stellen Sie sich vor, wie über die Handflächen heilende Energie ins Nabel-Chakra strömt. Lassen Sie Ihren Atem und Ihre Gedanken zur Ruhe kommen. Nehmen Sie sich für diese Harmonisierung der Nabel-Chakra-Energie mindestens 10 Minuten Zeit (Bild Seite 85 unten).

Massage bei Verdauungsstörungen

Sogar Übergewicht lässt sich mit der Stimulation von Energiezonen entgegenwirken.

Verdauungsstörungen gehören zu den häufigsten Alltagsbeschwerden. Magen und Darm reagieren besonders empfindlich auf seelische Belastungen, doch auch eine Fehlernährung kann die Verdauung empfindlich stören.

Je nach Veranlagung kann es dabei zu Sodbrennen, Magenschmerzen, Blähungen, Verstopfung, Durchfall oder zu allgemeinen Druck- und Schmerzempfindungen im Bauchbereich kommen.

Durch das Stimulieren bestimmter Energiezonen lösen sich Energieblockaden in den Verdauungsorganen. Und Sie können mit der folgenden Massage sogar Übergewicht entgegenwirken, denn auch dieses Problem zählt energetisch gesehen zum Funktionskreis »Verdauung« und hat ebenso wie Magen- oder Darmbeschwerden oftmals eine psychische Komponente.

So massieren Sie richtig

▶ Zone **A** finden Sie auf der Daumenseite des Handrückens, zwischen erstem und zweitem Mittelhandknochen. Wenn Sie den Daumen fest an die Hand ziehen, entsteht eine Hautfalte; die Energiezone liegt dort, wo die Hautfalte endet. Um diese Zone anzuregen, bilden Sie mit Daumen und Zeigefinger der anderen Hand eine »Zange« und üben gleichzeitig von oben und unten Druck auf die Zone aus. Drücken Sie mindestens 7 Sekunden lang, lockern Sie dann den Griff, und wiederholen Sie das Ganze 3-mal, bevor Sie auch die andere Hand massieren (Bild unten).

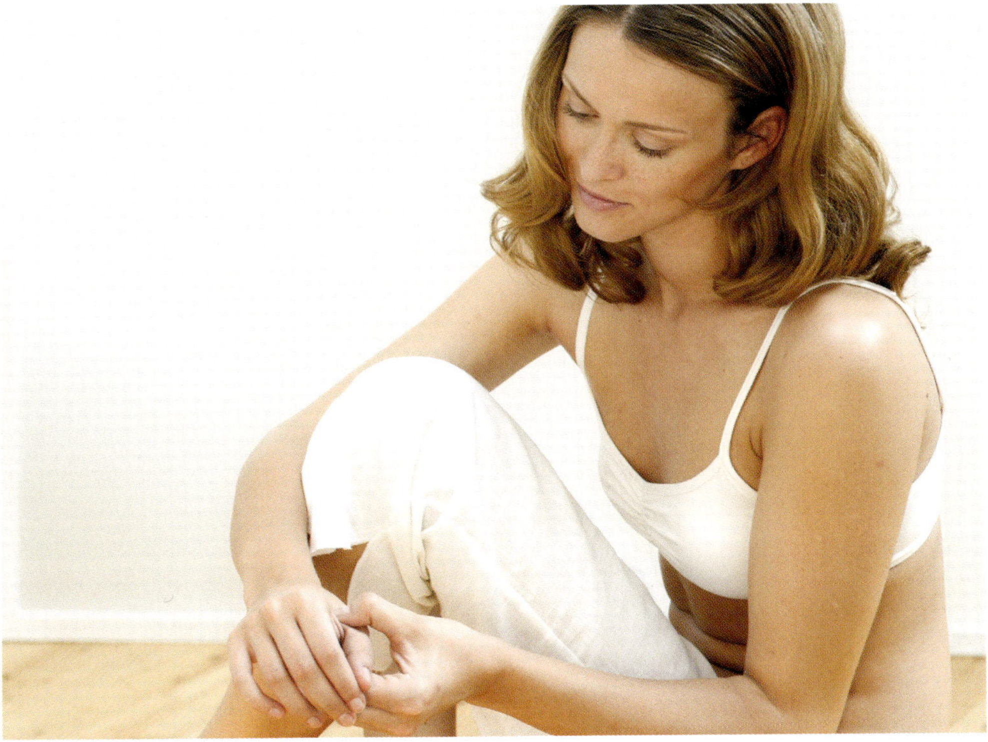

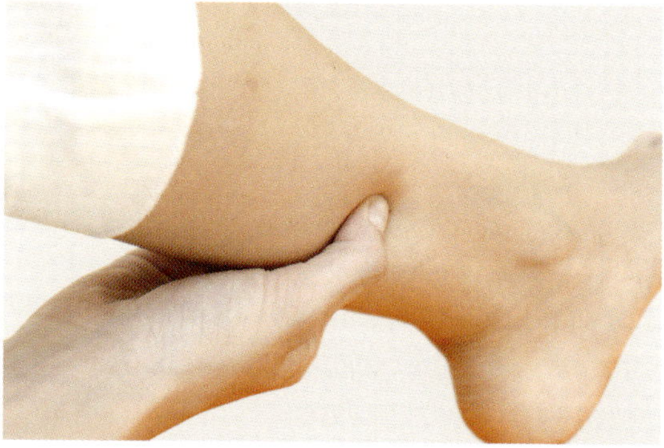

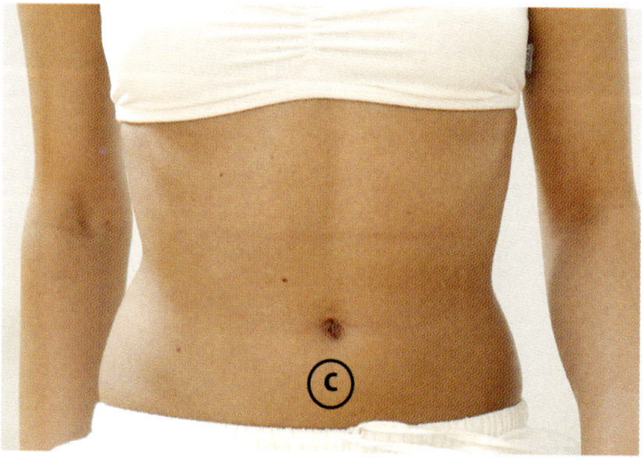

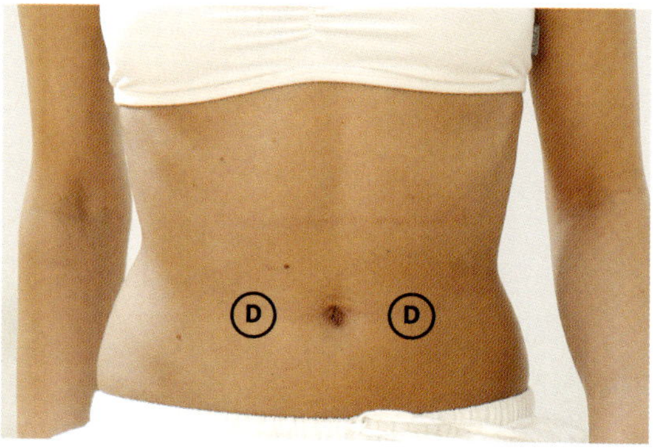

► Zone **B** befindet sich am Unterschenkel, und zwar knapp 1 Hand breit über dem inneren Knöchel unmittelbar hinter dem Schienbein. Üben Sie jetzt mindestens 1 Minute lang kräftigen Druck mit dem Daumen auf diese Zone aus, und lassen Sie den Daumen gleichzeitig kreisen. Führen Sie die Massage anschließend in der gleichen Weise auch am anderen Bein durch (Bild oben).

► Zone **C** liegt gut 3 Finger breit unterhalb des Bauchnabels in der Mitte des Unterbauchs.

Benutzen Sie die Fingerkuppen von Zeige-, Mittel- und Ringfinger, die Sie aneinander legen. Mit der Drei-Finger-Technik kreisen Sie bei mäßigem Druck mindestens 1 Minute lang auf der Zone (Bild Mitte).

► Die beiden Zonen **D** finden Sie rechts und links neben dem Bauchnabel; sie sind ungefähr 2 bis 3 Finger breit vom Nabel entfernt. Wenden Sie die Drei-Finger-Technik an, indem Sie Zeige-, Mittel- und Ringfinger aneinander legen. Massieren Sie mit diesen drei Fingerkuppen die Zonen rechts und links gleichzeitig mit kleinen, kreisenden Bewegungen 1 bis 2 Minuten lang (Bild unten).

Massage bei depressiven Verstimmungen

Nicht jedes Stimmungstief darf gleich mit einer handfesten Depression verwechselt werden. Doch auch die weit verbreiteten depressiven Verstimmungen drücken auf das Gemüt und führen zu Müdigkeit, Erschöpfung und Lustlosigkeit. Neben einer gewissen Veranlagung gilt vor allem (emotionaler) Stress als einer der Auslöser für depressive Verstimmungen.

Im Winter führt der Mangel an Sonnenlicht zum typischen Winterblues (auch als SAD »saisonal abhängige Depression« bekannt). Doch auch Ängste, der Verlust eines geliebten Menschen oder plötzliche Arbeitslosigkeit können einen dunklen Schatten auf die Seele werfen. Mit der Massage der entsprechenden Energiezonen lassen sich nicht nur depressive Verstimmungen lindern, sondern auch das Burnout-Syndrom. Es ist im Gegensatz zur Depression jedoch eher die Folge von Überarbeitung – energetisch gesehen handelt es sich aber um das gleiche Problem: einen akuten Mangel an Energie und Lebenskraft in bestimmten Lebensphasen.

So massieren Sie richtig

▶ Zone **A** liegt 3 bis 4 Finger breit unterhalb der Kniescheibe auf der Außenseite des Unterschenkels, rund 2 Zentimeter neben dem Schienbein. Benutzen Sie ausnahmsweise den Fingernagel, um die Zone zu stimulieren. Üben Sie 7 Sekunden lang mäßigen Druck aus, dann pausieren und 2-mal wiederholen. Lassen Sie die Fingerkuppe noch 1 Minute lang auf dieser Zone kreisen. Führen Sie die beiden Techniken auch am anderen Unterschenkel aus (Bild rechts).

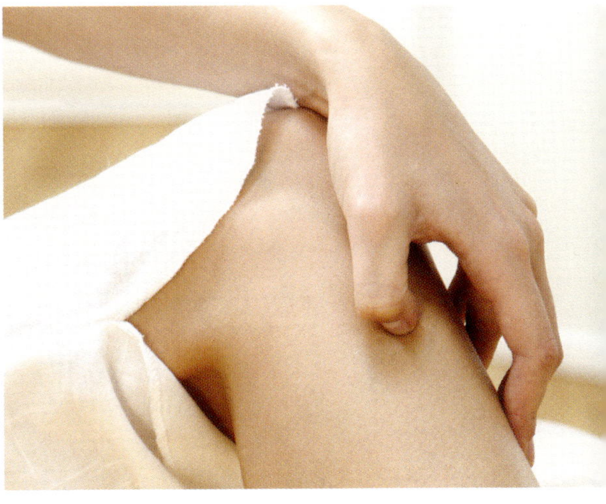

Stimulation von Zone A

► Zone **B** liegt rund 3 Finger breit unterhalb des Bauchnabels in der Mitte des Unterbauchs. Setzen Sie einen Handballen fest auf die Haut, und massieren Sie die Zone mindestens 1 Minute lang bei mäßigem Druck mit kleinen Kreisen. Lassen Sie Ihren Bauch dabei möglichst entspannt (Bild unten).

Diese Massage der Energiezonen hilft auch bei Überarbeitung.

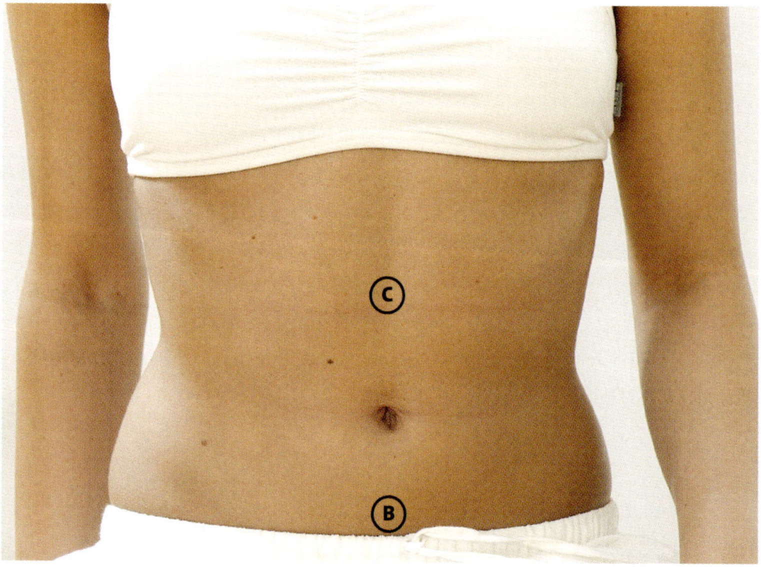

► Zone **C** befindet sich auch auf einer imaginären Mittellinie, die über die Körpervorderseite verläuft. Sie finden Zone **C** 3 bis 4 Finger breit oberhalb des Bauchnabels, also in der Mitte des Oberbauchs. Legen Sie den Handballen auf diese Zone, und führen Sie kreisende Bewegungen mit wenig Druck aus. Massieren Sie die Zone mindestens 1 Minute lang (Bild oben).

► Zone **D** liegt genau zwischen den Augenbrauen. Üben Sie mit der Mittelfingerkuppe mindestens 1 Minute lang mäßigen Druck aus (Bild Seite 91 oben).

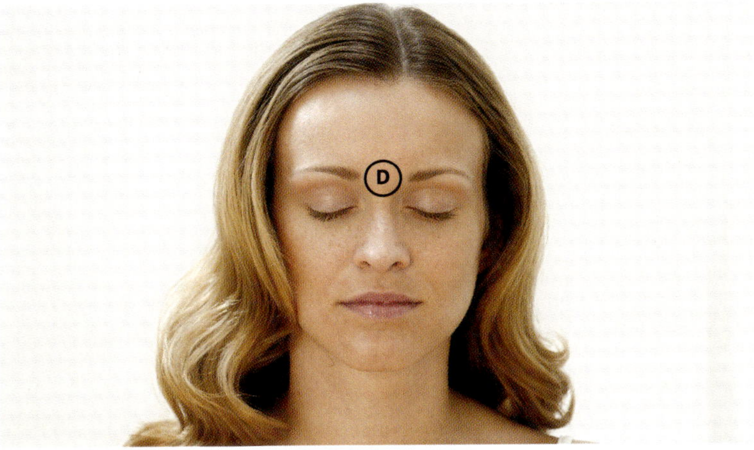

▶ Legen Sie jetzt die Kuppen von Zeige-, Mittel-, Ring- und kleinem Finger auf die Stirnmitte – der rechte kleine Finger liegt über der rechten Augenbraue, der linke über der linken. Streichen Sie mehrmals kräftig von innen nach außen, bis Ihre Stirn vollkommen entspannt ist. Die Augen bleiben geschlossen (Bild unten).

Mit den richtigen Handgriffen laden Sie ganz einfach Ihr Energiedepot wieder auf.

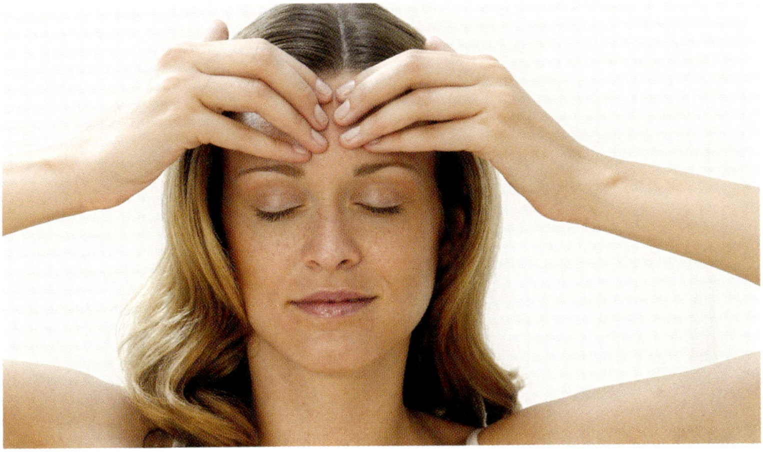

Die **Ayurveda**-Massage

- *Typgerechte Ayurveda-Massagen*
- *Ayurveda-Partnermassage*

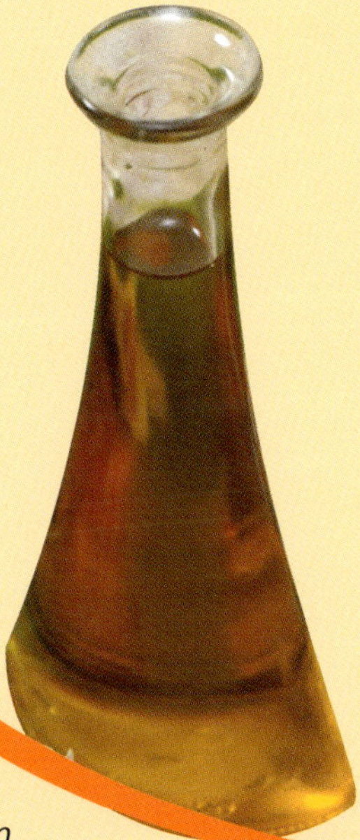

Mit der klassischen ayurvedischen Ölmassage gönnen Sie sich und Ihrem Partner eine außergewöhnliche Wohltat. Diese Massage mit aromatisch duftenden und zugleich pflegenden Ölen verwöhnt Körper, Geist und Seele gleichermaßen und ist einfach eine Wohltat nach einem anstrengenden und hektischen Tag. Sie schenkt Frische und neue Kraft.

Typgerechte Ayurveda-Massagen

Die ayurvedische Medizin stellt das Individuum in den Mittelpunkt der Behandlung. Jeder Mensch ist unterschiedlich, was auch in der Therapie beachtet werden sollte.

Grundlage für die Ayurveda-Philosophie ist die Lehre von den drei Doshas. Diese drei Lebensenergien bestimmen den jeweiligen speziellen Konstitutionstyp.

Es gibt viele Faktoren, die die Harmonie mit unserer inneren Natur empfindlich stören können: Lärm, Hektik, Nikotin, Alkohol, Überarbeitung – was immer Körper und Seele schadet, schadet auch den Doshas.

Die Sanskrit-Bezeichnungen für die drei Doshas lauten Vata, Pitta und Kapha – wir werden noch genauer auf sie zu sprechen kommen. Nur wenn diese drei Grundenergien im Gleichgewicht sind, spricht man im Ayurveda von einer »optimalen Gesundheit« in Körper, Seele und Geist. Gewisse Schwankungen sind dabei ganz natürlich. Und jeder von uns hat seinen individuellen Konstitutionstyp, der die Persönlichkeit prägt, je nachdem, welcher der drei Doshas bei uns nun vorherrscht.

Doshas im Gleichgewicht?

Größere Abweichungen vom Gleichgewicht der Doshas machen jedoch schnell Probleme. Wenn der gesunde Austausch zwischen den drei Grundenergien gestört ist, leiden Organe und Stoffwechsel, die Stimmung verschlechtert sich und negative Gedanken gewinnen die Oberhand.

Ziel der ayurvedischen Gesundheitslehre ist es, die Doshas entsprechend der individuellen Veranlagung zu harmonisieren. Dazu stehen verschiedene Möglichkeiten zur Verfügung, von der Ernährung bis zu Heilkräutern, Wärmebehandlungen oder Atemübungen. Eine der wirkungsvollsten traditionellen Methoden, die Balance wiederherzustellen, bieten typgerechte Ayurveda-Massagen.

Die fünf Elemente in der indischen Heilkunde

Die ayurvedische Dosha-Lehre beruht auf den fünf Elementen: Neben Erde, Wasser, Feuer und Luft, den klassischen vier Elementen der westlichen Denkweise, nennt die indische Philosophie noch Äther als fünftes Element. Die gesamte Schöpfung setzt sich aus diesen fünf Elementen zusammen, die als die Bausteine allen Lebens gelten. Dabei repräsentiert jedes dieser Elemente bestimmte Qualitäten und Eigenschaften:

Erde symbolisiert Stabilität, Festigkeit und Urvertrauen. Im Körper reguliert das Erdelement Knochen, Zähne, Nägel, Muskeln, Haut und Haare und steuert den Geruchssinn.

Wasser repräsentiert Flexibilität, Anpassungsfähigkeit und Kreativität. Auf körperlicher Ebene reguliert dieses Element alle Körperflüssigkeiten wie Blut, Plasma, Verdauungssäfte, Speichel und Harn sowie die Funktion der Schleimhäute. Dem Wasserelement ist der Geschmackssinn zugeordnet.

Die ayurvedische Gesundheitslehre ordnet dem Menschen jeweils einen Konstitutionstyp – Vata, Pitta oder Kapha – zu. Charakter und körperliche Merkmale des Menschen helfen bei der Zuordnung.

Feuer steht für Energie, Transformation und die Emotionen. Im Körper beeinflusst das Feuerelement Verdauung, Enzymbildung, Geschlechtsorgane und Kreislauf. Außerdem hat es Auswirkung auf den Gesichtssinn.

Luft repräsentiert die Qualitäten Reinigung, Beweglichkeit, Wandlungsfähigkeit und Mitgefühl. Im Organismus steuert das Element Luft die Atmung, den Sauerstoffaustausch, die Lungenfunktion sowie die Entgiftung. Ihm ist der Tastsinn zugeordnet.

Äther wird als Ursprung aller anderen Elemente betrachtet. Dieses Element ist – wie der Name schon sagt – ätherisch, flüchtig und kaum fassbar. Das Ätherelement symbolisiert den Raum, die Urquelle der Energie sowie Intuition und höhere Erkenntnis. Im Körper beeinflusst es alle Zellen und Organe und ist dem Gehörsinn zugeordnet.

Die Zusammensetzung der drei Doshas

Ayurveda leitet die drei Doshas aus dem jeweils unterschiedlichen Zusammenwirken der fünf Elemente ab:

▶ **Vata** entspricht dem Prinzip der Bewegung und entsteht aus dem Zusammenwirken von Luft und Äther.

▶ **Pitta** entspricht dem Prinzip der Umwandlung und entsteht aus dem Zusammenwirken von Feuer und Wasser.

▶ **Kapha** entspricht dem Prinzip der Formgebung und entsteht aus dem Zusammenwirken von Erde und Wasser.

Der Dosha-Test

Mit diesem einfachen dreiteiligen Test, können Sie herausfinden, welches Dosha bei Ihnen überwiegt. Wenn Sie einen Freund, ein Familienmitglied oder auch eine gute Bekannte mit Ayurveda-Massagen verwöhnen möchten, sollten Sie die- oder denjenigen zunächst bitten, den Test durchzuführen, da Sie sonst keine typgerechte Massage durchführen können. (Bei der Beantwortung der Fragen müssen Sie nicht daneben sitzen, es genügt, wenn Sie das Ergebnis erfahren und die Massage dann entsprechend ausführen.) Bedenken Sie, dass die Doshas ständig in Bewegung sind. Gerade dann, wenn das Ergebnis nicht eindeutig ist, kann die Dominanz der Doshas von Tag zu Tag variieren, weshalb es wichtig ist, den Test ab und zu zu wiederholen. Nachdem Sie alle Punkte zusammengezählt haben, können Sie Ihr Dosha leicht erkennen – es entspricht dem Testabschnitt mit den meisten Punkten. Falls Sie in zwei Abschnitten ähnlich viele Punkte haben (plus/minus 2 bis 3 Punkte), sind Sie ein Mischtyp und können von den Massagen für beide Typen profitieren.

Tipp

Die Massagegriffe der sanften, indischen Naturheilkunde stärken den Kreislauf, entspannen die Muskeln und glätten die Haut. Ebenso beruhigen sie überreizte Nerven, schenken einen tiefen Schlaf und halten die Zellen jung.

Teil I: Vata-Eigenschaften

	Ja	Nein	?
1. Haben Sie einen eher leichten, feingliedrigen und schmalen Knochenbau?	2	0	1
2. Können Sie sich oft schwer entscheiden?	2	0	1
3. Mögen Sie lieber Wärme als Kälte?	2	0	1
4. Frieren Sie leicht an Händen und Füßen?	2	0	1
5. Fällt es Ihnen schwer, die Nerven zu behalten?	2	0	1
6. Neigen Sie zu Ängstlichkeit?	2	0	1
7. Machen Sie sich oft Sorgen?	2	0	1
8. Ist Ihre Haut eher trocken?	2	0	1
9. Leiden Sie unter Einschlaf- oder Durchschlafstörungen?	2	0	1
10. Sind Sie musikalisch?	2	0	1
11. Ist Ihr Haar eher fein oder lockig?	2	0	1
12. Fällt es Ihnen leicht, mit anderen Menschen zu sprechen, und sprudelt es oft nur so aus Ihnen heraus?	2	0	1
13. Fällt es Ihnen schwer, Gelerntes im Kopf zu behalten?	2	0	1
14. Sind Sie im Grunde ein fröhlicher Mensch, lachen Sie gerne und oft?	2	0	1
15. Sind Ihre Augen grau, dunkel oder braun?	2	0	1
16. Fällt es Ihnen leicht, morgens aufzustehen? Springen Sie beim ersten Weckerläuten gut gelaunt aus dem Bett?	2	0	1
Ergebnis (Gesamtpunktezahl addieren) =			

Wenn Ihre Antwort auf die Testfragen nicht eindeutig »Ja« oder »Nein« lauten kann, wählen Sie bitte »?«, und geben Sie sich 1 Punkt.

Nehmen Sie sich Zeit, um die Fragen in Ruhe zu beantworten.

Teil II: Pitta-Eigenschaften

	Ja	Nein	?
1. Liegen Gewicht und Knochenbau bei Ihnen im Durchschnittsbereich?	2	0	1
2. Können Sie andere gut überzeugen?	2	0	1
3. Neigen Sie bei der Arbeit zu Perfektion und Genauigkeit?	2	0	1
4. Verlieren Sie schnell die Geduld?	2	0	1
5. Haben Sie eine gute Ausdauer und reichlich Durchhaltevermögen?	2	0	1
6. Kommen Sie schnell ins Schwitzen?	2	0	1
7. Mögen Sie kalte Getränke und Speisen?	2	0	1
8. Haben Sie eine empfindliche Haut, die zu Rötungen neigt und/oder Sommersprossen?	2	0	1
9. Können Sie im Allgemeinen gut schlafen?	2	0	1
10. Essen Sie gerne scharf Gewürztes?	2	0	1
11. Ist Ihr Haar dünn, seidig, rötlich oder hell?	2	0	1
12. Wird es Ihnen im Sommer oft zu warm?	2	0	1
13. Haben Sie eine starken Willen, und fällt es Ihnen leicht, sich Ziele zu setzen?	2	0	1
14. Würden Sie sagen, Sie haben einen ausgeprägten Sinn für Humor?	2	0	1
15. Sind Ihre Augen grün oder grau?	2	0	1
16. Würden Sie sich als leidenschaftlichen Menschen bezeichnen?	2	0	1
Ergebnis (Gesamtpunktezahl addieren) =			

Teil III: Kapha-Eigenschaften

	Ja	Nein	?
1. Haben Sie einen kräftigen Knochenbau, und/oder nehmen Sie leicht zu?	2	0	1
2. Würden Sie sich als geduldig bezeichnen?	2	0	1
3. Fühlen Sie sich bei feuchtem, nebligem Wetter unwohl?	2	0	1
4. Schlafen Sie gerne lange?	2	0	1
5. Sind Sie ein Genießer und Feinschmecker?	2	0	1
6. Haben Sie relativ große Augen, und sind Ihre Augen blau oder braun?	2	0	1
7. Fällt es Ihnen leicht, zwischendurch einmal auf eine Mahlzeit zu verzichten?	2	0	1
8. Ist Ihre Haut weich und/oder eher kühl?	2	0	1
9. Können Sie gut einschlafen, und ist Ihr Schlaf tief und ruhig?	2	0	1
10. Sind Sie im Allgemeinen ein zufriedener Mensch?	2	0	1
11. Ist Ihr Haar dick, kräftig und glänzt es?	2	0	1
12. Können Sie sich gut an Ereignisse aus Ihrer Vergangenheit erinnern?	2	0	1
13. Nehmen Sie sich für Ihre Arbeit gerne Zeit und gehen den Dingen auf den Grund?	2	0	1
14. Sprechen Sie eher wenig und/oder langsam?	2	0	1
15. Würden Sie sich als bodenständig bezeichnen?	2	0	1
16. Haben Sie ein starkes Immunsystem, und sind Sie selten krank?	2	0	1
Ergebnis (Gesamtpunktezahl addieren) =			

Wenn Sie in zwei Testabschnitten ähnlich viele Punkte haben, sind Sie ein Mischtyp.

Testauswertung

Der Vata-Typ – luftig, und lebhaft und beschwingt

▶ Vata vereint die Eigenschaften von Luft und Äther in sich. Die Sanskrit-Bezeichnung »Vata« heißt übersetzt »sich bewegen«. Dementsprechend schnell und wendig ist auch der Vata-Typ – sei es beim Denken, beim Sprechen oder in seinen Bewegungen. Ein Mensch mit vorwiegend Vata-Eigenschaften liebt die Veränderung und das Reisen. Er ist Neuem gegenüber aufgeschlossen und äußerst begeisterungsfähig. Er besitzt eine rasche Auffassungsgabe, aber leider vergisst er Gelerntes auch recht schnell wieder.

Mischtypen vereinen mehrere Merkmale von zwei oder drei Doshas in sich. Allerdings kann – je nach Tagesform – das eine oder andere Dosha überwiegen.

▶ Gerät Vata aus dem Gleichgewicht, können Ängste, Sorgen, Schlafstörungen und schlechte Nerven bis hin zu depressiven Verstimmungen die Folge sein. Auch trockene Haut, eine unregelmäßige Verdauung, Rückenschmerzen und Erschöpfung sind typische Anzeichen von Vata-Störungen.

Der Pitta-Typ – energiegeladen und hitzig

▶ Die Sanskrit-Bezeichnung »Pitta« bedeutet wörtlich »erhitzen«. Pitta ist besonders von den Eigenschaften des Feuerelements geprägt, vereint aber auch Qualitäten des Wasserelements in sich. Das beherrschende Prinzip lautet »Umwandlung«. Der Pitta-Typ ist folglich alles andere als ein Langweiler. Er hat ein leidenschaftliches Temperament und strahlt Lebendigkeit und Wärme aus. Pitta-Menschen sind meist zielstrebig, mutig und intelligent, und oft lieben sie auch das Risiko.

▶ Wenn Pitta aus dem Gleichgewicht gerät, schlägt das hitzige leicht in ein cholerisches Temperament um. Auch Ungeduld, Wutausbrüche, ein Hang zum Perfektionismus sowie Entzündungen, Sodbrennen, Hitzewallungen und Schlaflosigkeit deuten auf Pitta-Störungen hin.

Der Kapha-Typ – erdverbunden, stabil und gelassen

▶ Kapha-Menschen werden vom Element Erde und Wasser beeinflusst. Der Sanskrit-Name »Kapha« bedeutet »umarmen« oder »festhalten« – was auf das Form gebende, stabilisierende Prinzip hinweist, das dieses Dosha bestimmt. Kapha-Typen haben kräftige Knochen und starke Nerven. Sie lieben die Ruhe, meiden hektisches Treiben und bleiben gerne an einem Ort. Stabilität, Beständigkeit und Ausdauer sind einige Eigenschaften, die Kapha-Menschen bei anderen so beliebt machen.

▶ Wenn die Kapha-Energie gestört ist, wird die Ruhe zur Trägheit, die Stabilität zu Starrheit. Übergewicht, Stimmungstiefs, mangelnde Motivation, aber auch zu viel Schlaf und ein Mangel an sexueller Energie deuten ebenfalls auf Kapha-Störungen hin.

Abhyanga – die Praxis der Ayurveda-Ölmassage

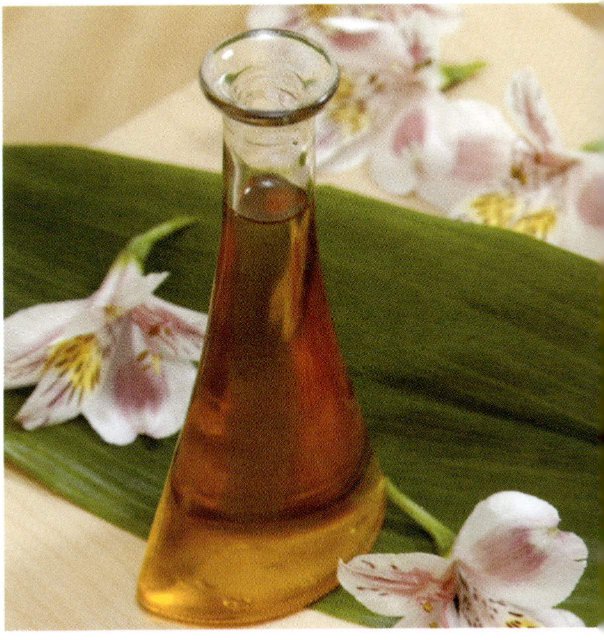

Im Mittelpunkt der manuellen Methoden des Ayurveda steht die Abhyanga-Massage. Die Sanskrit-Bezeichnung »Abhyanga« heißt übersetzt »mit Öl salben«. Trotzdem darf die altindische Massage nicht mit der westlichen Massage verwechselt werden. Ziel von Abhyanga ist es zwar auch, die Muskeln zu lockern und Verspannungen abzubauen, doch darüber hinaus geht es vor allem um den Ausgleich der energetischen Ströme im Körper. Die Wirkungen der ayurvedischen Massage sind entsprechend vielfältig. Hinzu kommt, dass besonderer Wert auf die jeweilige

Konstitution gelegt wird. Durch Ayurveda-Massagen können Sie das Dosha Ihres Partners wieder ins Gleichgewicht bringen und so auch auf seelischer und geistiger Ebene für Balance sorgen.

Die Wirkungen der Ölmassage

Durch spezielle Ölbehandlungen können Sie den Energiefluss im Körper anregen, Blockaden lösen und den jeweiligen Konstitutionstyp auf sanfte, schonende Weise harmonisieren. Regelmäßige Abhyanga-Behandlungen

Für die ayurvedische Massage sollten Sie hochwertige Pflanzenöle verwenden – Mandel-, Oliven-, Kokos-, Sesam- und Jojobaöl sind besonders geeignet.

- gleichen die Doshas aus;
- vertreiben Erschöpfung und Müdigkeit;
- lockern Muskeln und Gewebe;
- lösen Verspannungen;
- stärken das Immunsystem;
- können Schmerzen lindern oder sogar ganz zum Verschwinden bringen;
- regen Kreislauf und Stoffwechsel an;
- vertiefen die Atmung und verbessern die Sauerstoffversorgung;
- lösen negative Gefühle wie Ängste, Ärger oder Ungeduld auf;
- schenken Ruhe und Gelassenheit;
- regen die Entgiftung des Organismus an;
- pflegen die Haut;
- führen zu einem Verjüngungseffekt.

Besonderheiten der Ayurveda-Massage

Im Gegensatz zu Tuina oder Shiatsu kommen bei Abhyanga kaum gezielte Drucktechniken vor. Zwar gibt es auch in der ayurvedischen Massage Techniken, bei denen der Daumen mit kreisenden Bewegungen bestimmte Energiezonen, die Marmas, massiert, doch in erster Linie werden beim Abhyanga großflächige Bewegungen wie Streichen und Reiben eingesetzt.

Das Ziel der indischen Massage besteht darin, den Energiefluss im Ganzen anzuregen. Einzelne Meridiane spielen dabei keine Rolle. Um durch die Abhyanga-Ölmassage möglichst viele Energiezonen stimulieren zu können, arbeitet der Masseur daher vorwiegend mit den Handflächen. Der Einsatz spezieller Öle erleichtert das sanfte Auf- und Abgleiten auf der Haut.

Tipps für die Abhyanga-Massage

Bedenken Sie auch bei der Wahl Ihrer Bekleidung für die Massage, dass das verwendete Öl auf Stoff Flecken hinterlassen kann.

▶ Da Sie für die indische Massage teilweise recht viel Öl brauchen, sollten Sie an entsprechend saugfähige Unterlagen denken. Legen Sie dicke Frotteehandtücher auf die Behandlungsfläche, und halten Sie auch ein kleines Handtuch für Ihre Hände bereit.

▶ Traditionell wird Abhyanga von zwei Personen gleichzeitig durchgeführt. Natürlich können Sie Ihren Partner auch alleine massieren und sogar Selbstmassagen durchführen.

▶ Besonders für die indische Massage sollte der Raum, in dem Sie massieren, gründlich aufgewärmt sein. Decken Sie unbehandelte Körperteile ab, und legen Sie wenn nötig eine Wärmflasche an die Füße Ihres Partners.

▶ Massieren Sie immer in fließenden, weichen Bewegungen. Auch wenn Sie mehr Druck verwenden, um beispielsweise Kapha auszugleichen, sollten die Bewegungen trotzdem weder grob noch stockend sein. Bleiben Sie also bei Abhyanga immer »im Fluss«.

▶ Arbeiten Sie hauptsächlich mit den Handflächen, wobei Sie immer darauf achten sollten, die gesamte Handfläche aufzulegen und die Hände der Form von Beinen, Armen usw. anzupassen.

▶ Nehmen Sie sich für die Abhyanga-Massage mindestens 10 Minuten Zeit. Das Öl braucht eine Weile, um tief in die Unterhaut einziehen zu können. Decken Sie Ihren Partner nach der Massage gründlich zu, und lassen Sie ihm noch einmal 10 Minuten Zeit, den Wirkungen nachzuspüren.

▶ Nach einer Abhyanga-Massage ist eine warme Dusche zu empfehlen. Erstens sollten die Haare gewaschen werden, um sie vom Öl zu befreien, und zweitens werden Stoffwechselabbauprodukte abgespült, die durch die Massage an die Hautoberfläche gelangt sind. Verwenden Sie dabei nur rückfettende Pflanzenseifen oder pH-neutrale Präparate.

Bitte beachten: Nach einer Abhyanga-Massage ist die Haut sehr ölig, was die Rutschgefahr vor allem in der Badewanne deutlich erhöht. Sorgen Sie daher unbedingt für eine rutschfeste Unterlage in Wanne oder Dusche.

Massageöle für die Ayurveda-Massage

Verwenden Sie für die Massage ausschließlich hochwertige Pflanzenöle. Die Öle, die sich für Abhyanga besonders gut eignen, sind Sesam-, Mandel-, Kokos-, Oliven- und Jojobaöl. Ganz gleich, für welches Basisöl Sie sich entscheiden – Hauptsache, Sie wählen kaltgepresstes Öl von bester Qualität, denn Ihre Haut (oder die Ihres Partners) wird es Ihnen danken.

Mandelöl

▶ Nicht nur in Indien hat die Verwendung von Mandelöl eine lange Tradition. Auch bei den Griechen und Römern war das Öl für kosmetische und heilende Zwecke sehr beliebt. Mandelöl ist ein ideales Basisöl für jede Art von Massage. Es wird aus den Früchten süßer Mandeln gewonnen und ist, zumindest in kaltgepresster Form, sehr gut verträglich. Auch empfindlicher Haut macht Mandelöl meist keinerlei Probleme, weshalb das aromatische Öl auch die Grundlage vieler Kinderpflegepräparate bildet.

▶ Im Ayurveda gilt Mandelöl als harmonisierendes und beruhigendes Öl, das sowohl Vata als auch Kapha ausgleicht. Mandelöl ist aber auch eine gute Alternative für alle, die Sesamöl nicht vertragen.

Sesamöl

▶ Sesamöl ist der Klassiker unter den Ayurveda-Ölen und wird in Indien schon seit Jahrtausenden eingesetzt. Sesamöl hat viele Vorteile: Es dringt schnell und tief in die Haut ein, wirkt entzündungshemmend, ist lange haltbar und wärmt den Körper auf eine sehr angenehme Weise.

▶ Sesamöl enthält einen hohen Anteil an essenziellen Fettsäuren und wertvolle Linolsäure. In wissenschaftlichen Untersuchungen zeigte sich, dass Sesamöl das Wachstum von Krebszellen hemmte. Auf jeden Fall ist das Öl hautfreundlich und für alle Konstitutionstypen geeignet. In den Veden, den heiligen Schriften der Inder, wird erwähnt, dass die Könige aus ferner Vergangenheit es bereits nutzten.

Das aromatische Sesamöl hat einen starken Eigengeruch, der von den meisten Menschen als angenehm würzig und erdig, mitunter aber auch als aufdringlich empfunden wird. Es hilft also nur eines: Probieren Sie es aus!

Kokosöl

▶ Die Kokospalme wächst vorwiegend in heißen, tropischen Gegenden und ist dort sehr beliebt, da sie den Organismus kühlt. Kokosöl wird gerne in der indischen und thailändischen Küche verwendet, spielt aber auch im Ayurveda eine große Rolle. Das süßlich duftende Öl hält die Haut feucht und weich und eignet sich auch gut für die Haarpflege bei trockenem Haar. Die kühlenden Eigenschaften machen Kokosöl zur idealen Grundlage für die Massage von Menschen, die von der Pitta-Energie dominiert werden. Es eignet sich auch gut für Massagen an heißen Sommertagen.

▶ In der Regel ist Kokosöl nichts anderes als Kokosfett. Wenn Sie das Fett kurz im Wasserbad anwärmen, verflüssigt es sich schnell und kann gut für Abhyanga eingesetzt werden. Auch wenn Sie das Öl vor der Anwendung kurz aufwärmen – der nachhaltig kühlende Effekt wird dadurch nicht verringert.

Olivenöl

▶ Olivenöl kennen wir vor allem aus der mediterranen Küche. Die zahlreichen positiven Wirkungen von Olivenöl auf Immunsystem, Blutdruck, Herz und Verdauung sind inzwischen wissenschaftlich bestätigt worden. Die im Olivenöl enthaltenen Antioxidanzien schützen die Zellen und das enthaltene Vitamin E Herz und Kreislauf.

▶ Als gesunde Zutat für Salate, Gemüse und Fleischgerichte ist Olivenöl inzwischen auch bei uns sehr beliebt. Weniger bekannt ist hingegen, dass Olivenöl auch äußerlich angewendet werden kann. In Mittelmeerländern ist das nährende, entzündungshemmende Öl seit eh und je als wirkungsvolles Hautpflegemittel beliebt und begehrt und wird sogar als Heilmittel, etwa bei Haut- oder Gelenkerkrankungen, gern eingesetzt.

▶ Olivenöl wirkt leicht kühlend und empfiehlt sich besonders für wärmere Tage oder für alle, die Sesamöl schlecht vertragen. Das Öl passt zu allen Doshas.

Achten Sie jedoch beim Einkauf auf die Qualität. Am besten eignet sich »natives Olivenöl extra«, das mit Sicherheit kaltgepresst ist und einen sehr geringen Anteil an freien Fettsäuren enthält. Dieses Öl schmeckt nicht nur besonders mild, sondern ist auch besonders hautfreundlich.

Jojobaöl

▶ Jojoba ist ein gutes Allroundöl, da es sich für die Anwendung bei Vata-, Pitta- und Kapha-Typen eignet. Jojobaöl wird aus den Samen einer Wüstenpflanze gewonnen, die vorwiegend in Mexiko wächst und sich sogar bei Temperaturen bis zu 60 °C noch wohl fühlt. Jojobaöl trägt seinen Namen nicht ganz zu Recht, da es sich eigentlich um ein flüssiges Wachs handelt.

Bei kühler Lagerung wird Jojoba sofort fest, doch kurzes Aufwärmen im Wasserbad genügt schon, um das Öl in der Massage anwenden zu können.

▶ Jojoba ist eine Heilpflanze, die schon von den Indianern genutzt wurde, da sie Entzündungen entgegenwirken kann, zahlreiche Hautschutzvitamine enthält und viel Feuchtigkeit spendet.

Außerdem hat Jojoba im Gegensatz zu allen anderen Ölen eine sehr hohe Haltbarkeitsdauer, da es nicht oxidiert und somit nicht ranzig wird.

Tipp

Hochwertige, naturreine Pflanzenöle für Ihre ayurvedische Massage erhalten Sie in Reformhäusern, Bioläden und gut sortierten Drogerien. Ebenso erhalten Sie dort Duftöle, die sich positiv auf das Dosha auswirken.

Vata, Pitta oder Kapha? Das sollten Sie beachten

Der Ablauf von Abhyanga folgt einem relativ festen Schema. Unabhängig davon, ob Ihr Partner ein Kapha-, Vata- oder Pitta-Typ ist, läuft die Massage also immer ähnlich ab. Dennoch sollten Sie Ihre Behandlung an das dominierende Dosha Ihres Partners – oder bei der Selbstmassage natürlich auch an Ihr eigenes Dosha – anpassen. Je nachdem, wie Sie vorgehen, können Sie durch Abhyanga anregen oder entspannen, kühlen oder wärmen, für Erdung oder Bewegung sorgen und so den nötigen Ausgleich im Energiehaushalt schaffen.

Bevor wir uns die Abhyanga-Massage Schritt für Schritt ansehen, folgen hier einige allgemeine Tipps, die Sie bei der Massage der unterschiedlichen Dosha-Typen beherzigen sollten.

Vata-Typen massieren

Vata neigt zu trockener Haut und gerät leicht aus dem Gleichgewicht. Schlechte Nerven, Erschöpfung und Rückenschmerzen sind einige typische Vata-Störungen. Bei der Behandlung sollten Sie Ruhe und Entspannung schenken und Wärme und Stabilität vermitteln.

Um die Wirkungen bei der Harmonisierung von Vata zu verbessern, können Sie auf 50 Milliliter Basisöl je 3 Tropfen Sandelholz und 3 Tropfen Weihrauch beimischen.

▶ Verwenden Sie bei der Massage sehr viel Öl, um die eher trockene Haut gründlich zu verwöhnen. Die besten Sorten sind Sesam- und Mandelöl, aber auch Oliven- oder Walnussöl eignen sich sehr gut für den Vata-Typ. Sobald die Haut bei der Massage trocken zu werden beginnt, können Sie ruhig nochmal nachölen.

▶ Gerade Vata reagiert sehr empfindlich auf Kälte. Nicht nur der Raum, sondern auch das Massageöl sollte daher gründlich aufgewärmt werden. Erwärmen Sie das Öl im Wasserbad – es sollte für die Anwendung über der Körpertemperatur liegen.

▶ Arbeiten Sie mit wenig Druck. Lassen Sie Ihre Hände sanft und liebevoll über die Haut gleiten. Um innere Spannungen zu lösen, sollten Sie Vata-Menschen »mit Samthandschuhen« anfassen. Arbeiten Sie fast ohne Kraftaufwand, streicheln Sie mehr als dass Sie drücken.

▶ Setzen Sie die Farbe Grün ein – entweder indem Sie grüne Tücher und Handtücher verwenden oder durch Zimmerpflanzen. Grün beruhigt Vata und stabilisiert schwache Nerven.

Pitta-Typen massieren

Sie können die Behandlungserfolge bei Pitta-Menschen verbessern, wenn Sie ätherische Öle anwenden. Mischen Sie auf 50 Milliliter Basisöl je 3 Tropfen Lavendel und Orange bei.

Pitta-Menschen werden vom Feuerelement bestimmt. Sie frieren selten und haben meist normale Haut, die nicht ganz so viel Öl braucht. Auch Pitta braucht Ruhe und Ausgleich, wenn auch nicht in dem Maß wie Vata.

Spenden Sie bei der Massage Energie, ohne jedoch hektisch zu werden. Vermitteln Sie Sicherheit und Klarheit.

▶ Verwenden Sie bei der Massage genug Öl, um die Haut zu pflegen, aber nicht so viel, dass sie glitschig wird. Für die Anwendung bei Pitta-Typen eignen sich besonders Kokos- und Sesamöl. Doch auch das Feuchtigkeit spendende Jojobaöl ist ideal. Alternativ können Sie zu Olivenöl oder auch einmal zu Sonnenblumenöl greifen.

▶ Pitta ist nicht sonderlich kälteempfindlich – im Gegenteil: Natürlich sollte es im Massageraum nicht ziehen oder kalt sein, aber überhitzen Sie das Zimmer nicht.

Auf die Wärmeflasche an den Füßen können Sie wahrscheinlich ebenfalls verzichten. Wärmen Sie das Öl vor der Anwendung nur kurz im Wasserbad an – es sollte lauwarm und dünnflüssig, aber keinesfalls heiß sein.

▶ Um Pitta zu verwöhnen, sollten Sie beim Massieren den goldenen Mittelweg gehen. Arbeiten Sie weder mit zu viel noch mit zu wenig Druck. Führen Sie die Streich- und Reibebewegungen fließend, aber keinesfalls schnell durch.

▶ Setzen Sie die Farbe Blau ein. Verwenden Sie hellblaue Handtücher, Kissen und Stoffe, und/oder hängen Sie Poster mit Himmel- und Meeresmotiven auf. Blau kühlt das zuweilen etwas hitzige Gemüt von Pitta-Menschen ab und wirkt zugleich beruhigend.

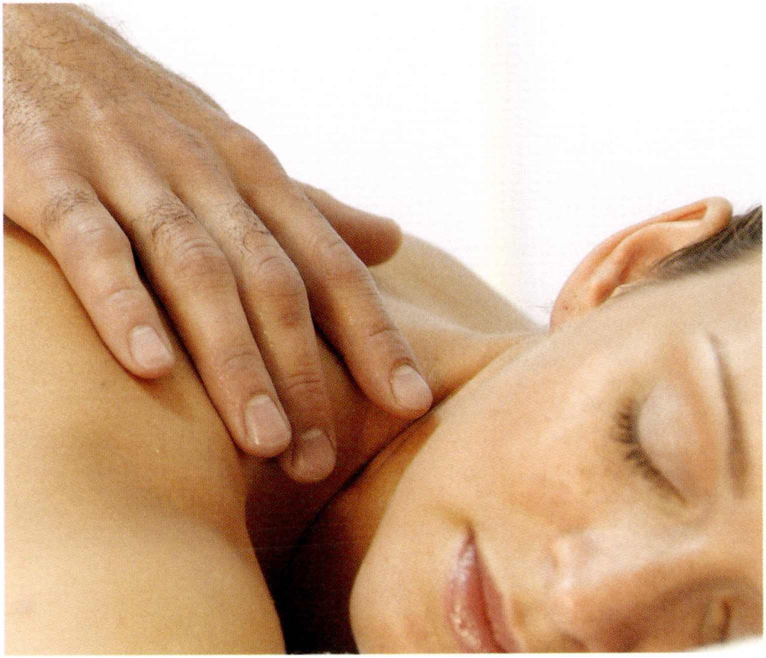

Die Berührung der Haut des Partners bei der Massage stellt einen sehr engen Kontakt zwischen zwei Menschen dar. Denken Sie daran, dass dieser Kontakt angenehm sein soll, und massieren Sie daher immer nur mit warmen Händen.

Kapha-Typen massieren

Kapha-Menschen haben oft feuchte, geschmeidige Haut, die gut rückfettet. Sie werden von den Elementen Erde und Wasser beeinflusst und sind meist ruhig und gut geerdet. Denken Sie jedoch daran, dass Kapha-Typen oft unter Trägheit und Energiemangel leiden. Richten Sie Ihr Abhyanga daher darauf aus, Energie zu spenden und zu beleben.

► Verwenden Sie bei der Massage wenig Öl. Verteilen Sie nur so viel Öl auf der Haut Ihres Partners, dass Sie Ihre Hände reibungslos streichen und kreisen lassen können, aber »ertränken« Sie Kapha-Haut nicht in Öl. Die besten Ölsorten für Kapha sind Sesam- und Mandelöl. Sie können aber auch Jojoba- oder Olivenöl verwenden.

Vor dem Massieren sollten Hände und Massageöl angewärmt werden.

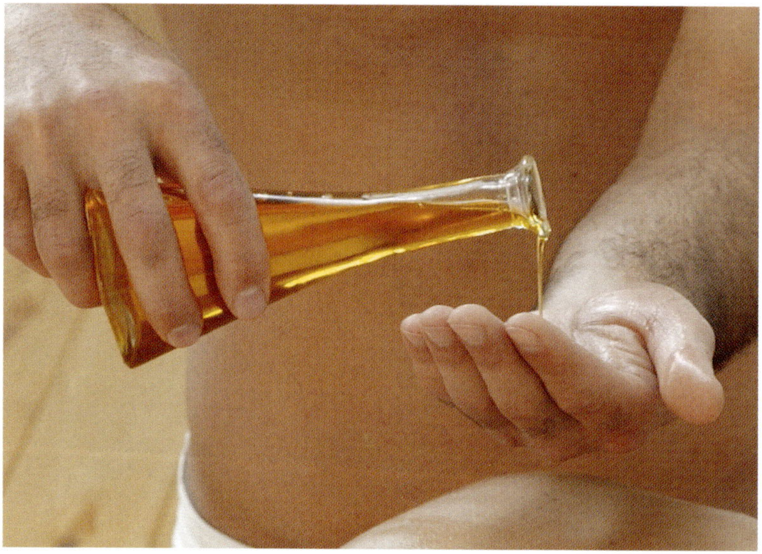

Um die Wirkungen der Kapha-Massage noch zu steigern, können Sie auf 50 Milliliter Basisöl je 3 Tropfen Neroli und 3 Tropfen Eukalyptus beimischen.

▶ Ebenso wie Vata braucht auch Kapha Wärme. Sowohl das Zimmer als auch das Massageöl sollten daher angenehm warm sein. Um das Öl für die Anwendung vorzubereiten, erwärmen Sie es eine Zeit lang im Wasserbad – es sollte warm, aber nicht zu heiß sein.

▶ Kapha-Menschen brauchen stärkere Impulse. Massieren Sie daher relativ schnell, in zügigen, dynamischen Bewegungen. Arbeiten Sie mit relativ viel Druck, und kneten Sie verspannte Muskeln ruhig und kräftig durch. Doch selbst wenn Sie hier und da etwas kraftvoller zupacken dürfen, sollten Sie auch bei der Massage von Kapha-Typen immer einfühlsam massieren.

▶ Rote und orange Farbtöne regen die Lebensenergie von Kapha-Menschen besonders gut an. Setzen Sie diese Farben ein, indem Sie entsprechende Stoffe, Handtücher oder Kissen wählen oder Bilder und Poster aufhängen, auf denen warme, rote Farben dominieren – etwa Motive von Sonnenuntergängen.

Ayurveda-Partnermassage

Es gibt einige Variationen der Abhyanga-Massage, was die Reihenfolge im Ablauf betrifft. Das im Folgenden vorgeschlagene Schema gleicht die Energien im Körper erfahrungsgemäß am besten aus. Es beginnt beim Kopf, geht dann zu den Füßen und von dort aus wieder aufwärts. Eine andere Möglichkeit besteht darin, vom Kopf abwärts zu Hals, Armen, Brust, Bauch und Beinen überzugehen und mit den Füßen zu enden.

Massage der Kopfhaut

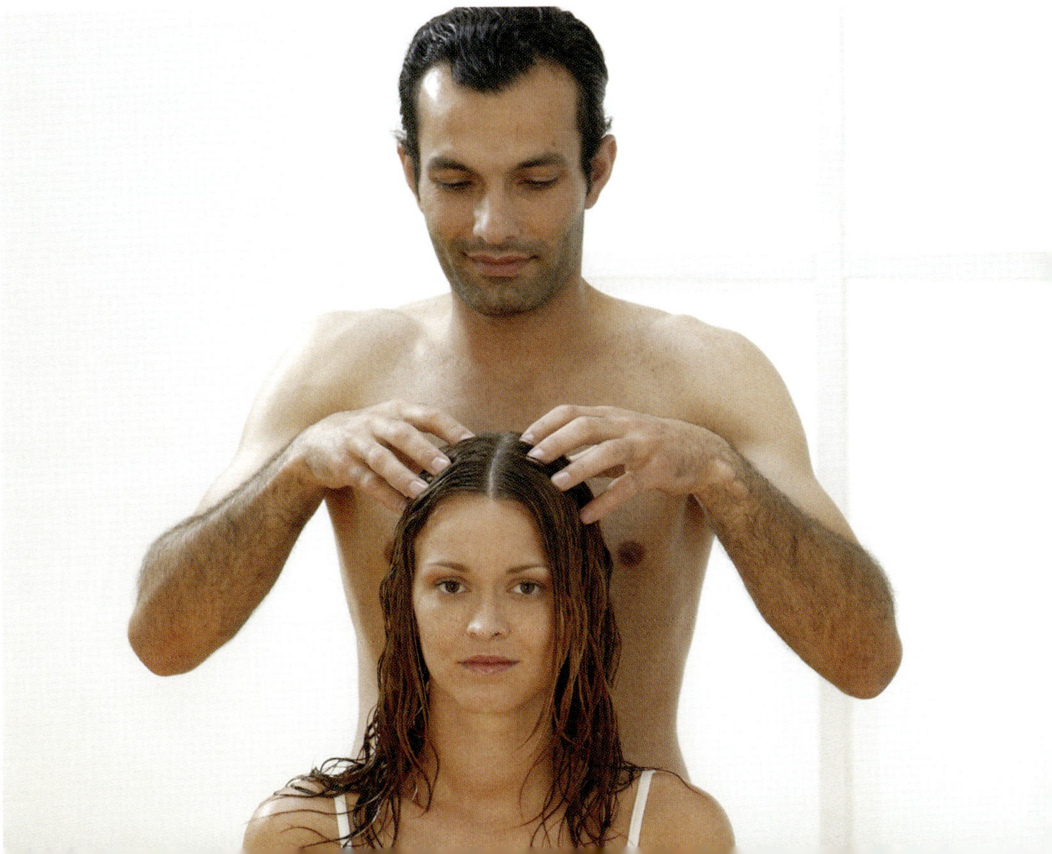

Sie können die nachfolgend beschriebene Reihenfolge auch jederzeit nach Ihren persönlichen Vorlieben variieren. Hauptsache, Sie hören auf Ihre innere Stimme. Mit etwas Erfahrung können Sie dann schnell entscheiden, was für Ihren Partner und sein Dosha besonders angenehm ist.

Kopf und Kopfhaut

Die Massage des Kopfbereichs zielt auf die Kopfhaut, nicht auf die Haare, die jedoch zwangsweise mit eingeölt werden. Bitten Sie Ihren Partner, sich auf einen Stuhl zu setzen, und legen Sie vorsichtshalber ein dickes Frotteehandtuch unter den Stuhl. Auf der Kopfhaut liegen viele Energiezonen, die Sie durch die folgenden Massagetechniken anregen werden. Eine Kopfmassage ist entspannend und anregend zugleich.

Bitte beachten: Im Bereich des Gesichts und vor allem der Augen sollten Sie keine Massageöle verwenden, die mit ätherischen Ölen angereichert wurden! Selbst in kleiner Dosis und bei geschlossenen Augen können sie (vor allem Zitrusöle, Eukalyptus, Kampfer) zu unangenehmen Reizungen führen. Behandeln Sie das Gesicht daher ausschließlich mit Basisölen wie Sesam-, Mandel-, Jojoba- oder Olivenöl.

► Gießen Sie 1 bis 2 Hand voll Öl auf den Scheitel. Tauchen Sie die Finger zusätzlich in das Öl, und streichen Sie mit den Fingerkuppen sanft über die gesamte Kopfhaut. Massieren Sie das Öl auf der Stirn mit den Handflächen in die Haut ein (Bild Seite 111).

► Geben Sie nochmal etwas Öl auf die höchste Stelle des Scheitels. Bitten Sie Ihren Partner, den Kopf leicht nach vorne zu neigen. Träufeln Sie dann noch ein wenig Öl auf den Hinterkopf. Massieren Sie die Energiezonen auf Scheitel und Hinterkopf, indem Sie die Fingerkuppen auf der Kopfhaut kräftig kreisen lassen.

► Klopfen Sie den Scheitel mit den Handkanten. Führen Sie kleine, relativ schnelle Bewegungen durch – immer abwechselnd mit der linken und rechten Hand.

Tipp

Sollte Ihnen das Sesamöl aufgrund seines starken Eigengeruchs nicht behagen oder, was ebenfalls in Einzelfällen passieren kann, zu Juckreiz führen, weichen Sie besser auf andere Öle aus.

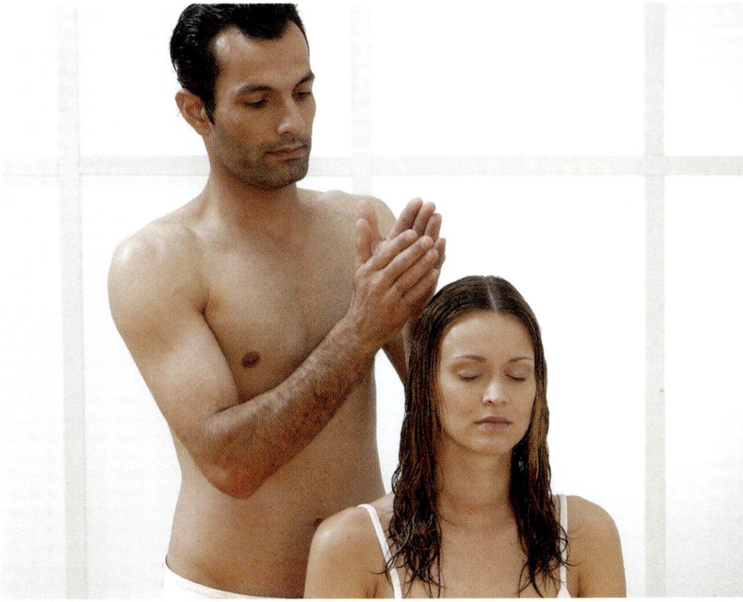

Massage des Kopfes

Dies wirkt lockernd und entspannt den Geist, allerdings dürfen Sie nur sehr leicht und vorsichtig klopfen. Führen Sie die Bewegung nicht nur auf dem Scheitel, sondern auch auf der Mitte des Hinterkopfs durch (Bild oben).

Gesicht und Ohren

▶ Verteilen Sie etwas Öl in Ihren Handflächen, um das Gesicht Ihres Partners zu massieren. Führen Sie zunächst sanfte streichende Bewegungen auf der Stirn durch – dabei jeweils von der Mitte nach außen streichen. Massieren Sie anschließend die Wangen mit kreisförmigen Bewegungen. Benutzen Sie die Daumenkuppen, um an Nase und Nasenflügeln auf und ab zu fahren, und lassen Sie die Finger von der Nasenwurzel in Halbkreisen nach außen zum Kiefer streichen (Bild Seite 114 oben).

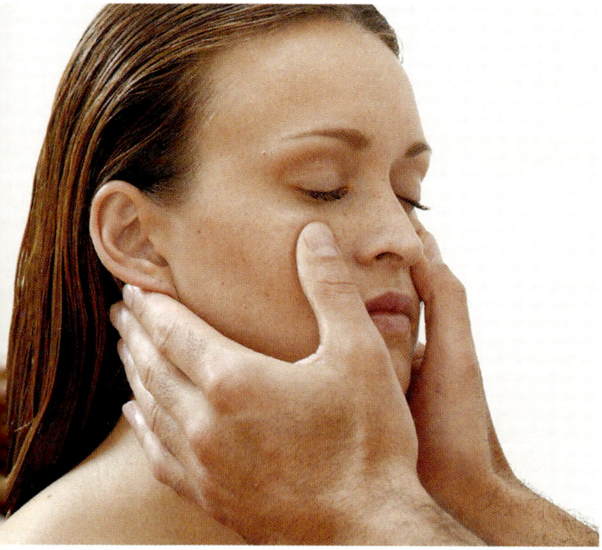

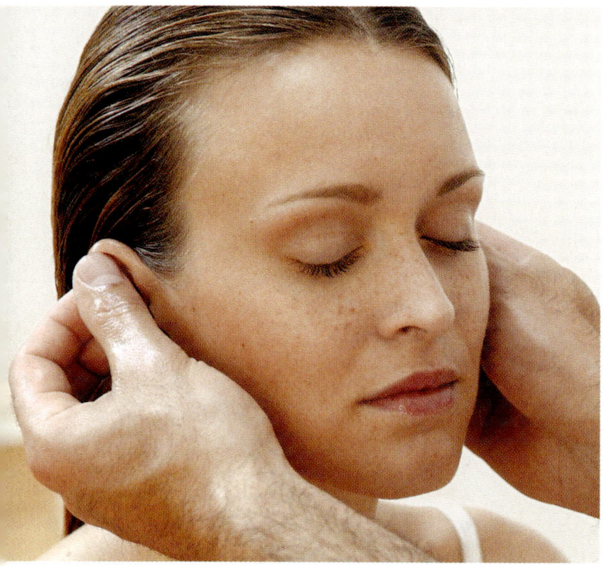

▶ Streichen Sie mit den Daumenkuppen sehr vorsichtig und langsam über die Augenlider. Üben Sie dabei sehr wenig Druck aus. Fahren Sie einige Male vom inneren zum äußeren Rand der Augen.

▶ Führen Sie einige Streich- und Kreisbewegungen im Bereich der Kiefer und der Kiefergelenke durch.

▶ Beenden Sie die Behandlung des Gesichts mit einer kurzen Ohrenmassage. Auf den Ohren liegen viele wichtige Energiezonen, weshalb die Ohren in der Akupunktur auch besonders häufig massiert werden. Tauchen Sie die Fingerkuppen in das Öl. Legen Sie den Daumen von vorne, Zeige- und Mittelfinger von hinten auf die Ohrmuschel, und massieren Sie das ganze Ohr von innen nach außen und von oben nach unten (Bild unten).

Füße und Zehen

Bitte beachten: Bei Frauen sollte immer zuerst die linke Körperseite bearbeitet werden, bei Männern ist es umgekehrt. Wenn Sie eine Frau massieren, sollten Sie daher am linken Fuß beginnen, bei Männern am rechten.

▶ Bitten Sie Ihren Partner nun, sich ganz entspannt – am besten mit geschlossenen Augen – auf den Rücken zu legen. Fahren Sie dann mit der Massage fort, indem Sie sich den Füßen widmen. Ebenso wie im Gesicht liegen auch in bzw. auf den Füßen und Zehen zahlreiche Energiezonen, die mit wichtigen Organen verbunden sind.

▶ Schütteln Sie zunächst das Bein Ihres Partners leicht durch, indem Sie eine Hand um die Ferse, die andere um den Fußrücken legen und den Fuß gut stützen. Lockern Sie die Muskulatur des Beines auf diese Weise einige Sekunden lang. Legen Sie das Bein anschließend wieder ab.

▶ Verteilen Sie 1 bis 2 Esslöffel Massageöl in Ihren Händen. Arbeiten Sie an den Füßen mit streichenden Bewegungen der Handflächen und Handballen. Reiben Sie sowohl den Fußrücken als auch die Fußsohle mit kreisenden Bewegungen ein. Dabei können Sie gleichzeitig mit einer Hand an der Fußsohle und mit der anderen entgegengesetzt am Fußrücken massieren. Wechseln Sie dabei auch einmal die Kreisrichtung (Bild oben).

▶ Benutzen Sie Daumen und Zeigefinger, um die Zehenzwischenräume einzuölen. Wenden Sie sich dann den einzelnen Zehen zu. Nehmen Sie jede Zehe

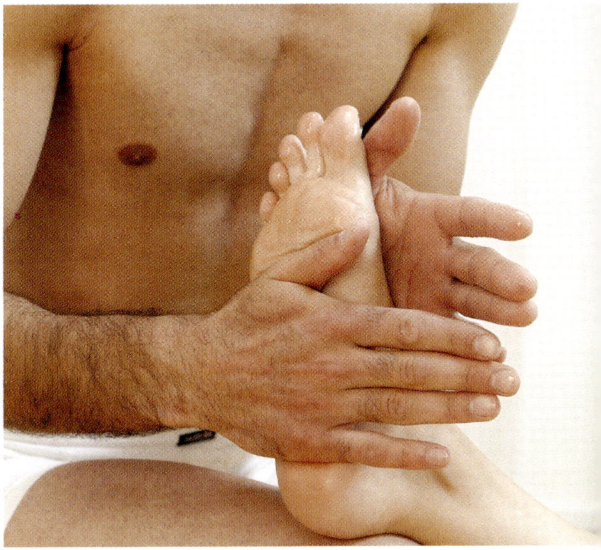

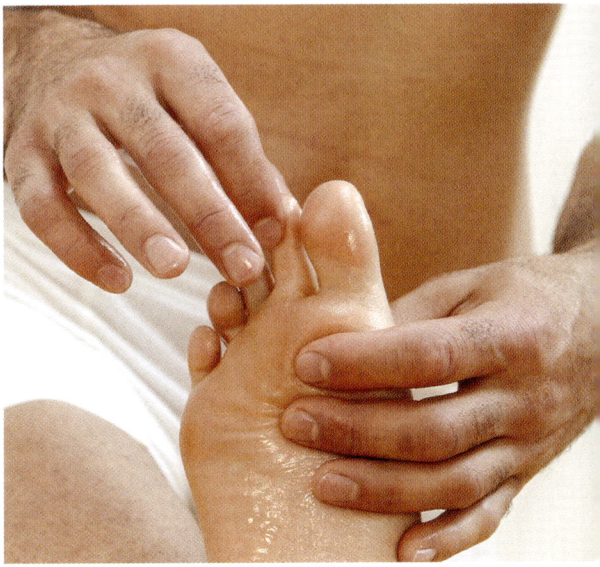

zwischen Daumen und Zeigefinger, fahren Sie einige Male auf und ab, und ziehen Sie dann sanft an den Zehen. Reiben Sie abschließend die Zehennägel mit etwas Massageöl ein (Bild Seite 115 unten).

▶ Wiederholen Sie alle Techniken auch bei dem anderen Fuß.

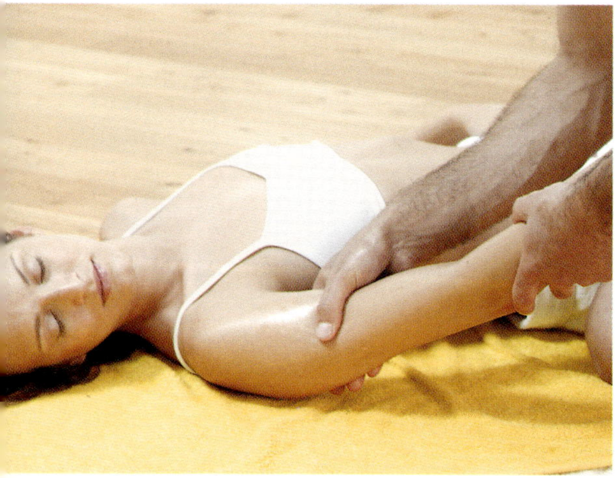

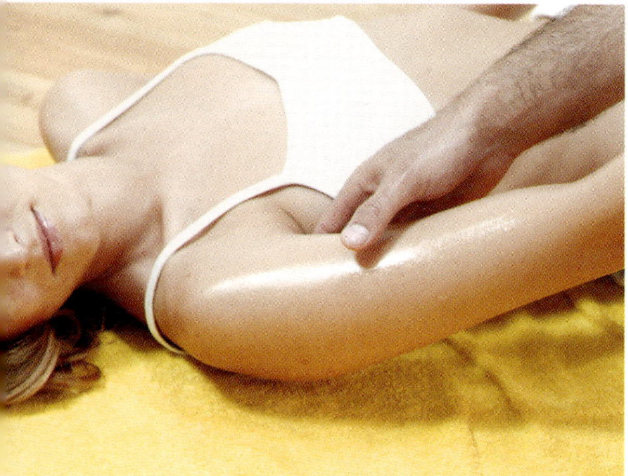

Arme

Bitte beachten: Wenn Sie eine Frau massieren, beginnen Sie mit dem linken Arm, bei Männern mit dem rechten!

▶ Gießen Sie 1 Esslöffel Öl in Ihre Hände, und streichen Sie das Öl mit großen Strichen über die Innen- und Außenseite der Arme.

▶ Halten Sie mit einer Hand das Handgelenk Ihres Partners, mit der anderen umgreifen Sie seine Hand. Heben Sie den Arm einige Zentimeter ab, und schütteln Sie ihn locker durch. Legen Sie den Arm dann wieder ab.

▶ Massieren Sie den ganzen Arm dann in senkrechten Strichen. Beginnen Sie unterhalb der Schulter. Führen Sie fließende Auf- und Abbewegungen mit den Handflächen durch. Lassen Sie eine Handfläche an der Armaußenseite vom Handgelenk bis zur Schulter aufwärts gleiten, während Sie mit der anderen gleichzeitig an der Innenseite von oben nach unten streichen. Die Hände gleiten also immer entgegengesetzt nach oben und unten (Bild oben).

▶ Bitten Sie Ihren Partner, den Arm etwas anzuwinkeln. Massieren Sie dann sowohl Schulter- als auch Ellenbogen- und Handgelenk mit kräftigen, kreisenden Bewegungen.

▶ Tauchen Sie Ihre Finger noch einmal kurz in das Öl ein, um die Achselhöhle zu behandeln. Schieben Sie Zeige-, Mittel- und Ringfinger in die Achselhöhle, und lassen Sie sie mit sanftem Druck einige Sekunden lang dort liegen. Auch in der Achselhöhle liegen einige wichtige Energiezonen (Bild Seite 116 unten).

Bei einem kitzeligen Partner müssen Sie die Behandlung der Achselhöhle ausfallen lassen.

Unter- und Oberschenkel

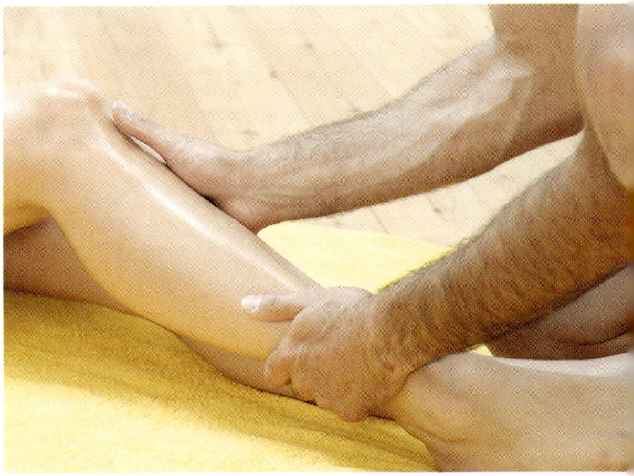

▶ Beginnen Sie am Unterschenkel. Tragen Sie reichlich Öl auf – gerade bei behaarten Beinen brauchen Sie relativ viel Öl.

▶ Führen Sie eine fließende Auf- und Abbewegung mit den Handflächen durch. Die Hände passen sich dabei der Form des Beines an. Während die eine Hand an der Außenseite des Unterschenkels vom Knöchel zum Knie aufwärts gleitet, streicht die andere an der Innenseite abwärts. So können Sie die Hände ohne Unterbrechung fließen lassen. Der Trick ist die Synchronisierung der Hände. Sobald die linke am Knöchel landet, sollte die andere das Knie erreicht haben und umgekehrt. Bei der Abwärtsbewegung üben Sie etwas mehr Druck aus als beim Aufwärtsstreichen. Wiederholen Sie die Technik einige Male – am Unter- und am Oberschenkel (Bild oben).

▶ Geben Sie nochmals etwas Öl in die Hände, und kneten Sie die Wadenmuskulatur sanft durch.

▶ Bearbeiten Sie nun die Zonen **A**, **B**, **C**, **D**, **E**, **F**, **G** und **H** am Unterschenkel. Stellen Sie sich eine Linie vor, die über die Außenseite des

Unterschenkels vom äußeren Knöchel zum Knie verläuft. Beginnen Sie über dem Knöchel, und lassen Sie den Daumen jeweils einige Sekunden lang auf den Zonen kreisen, die mit je 2 Finger breit Abstand auf dieser Linie liegen (Bild oben).

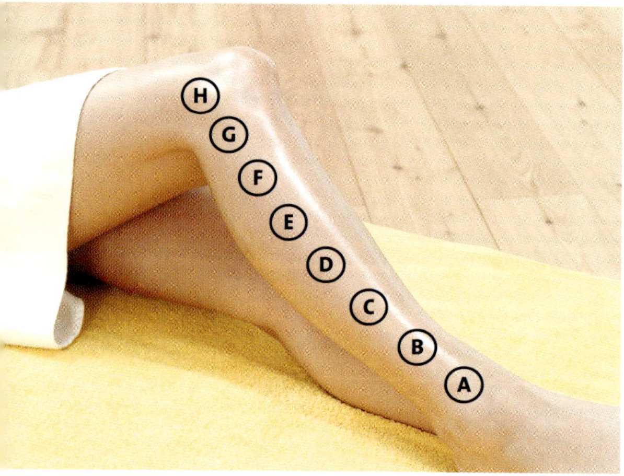

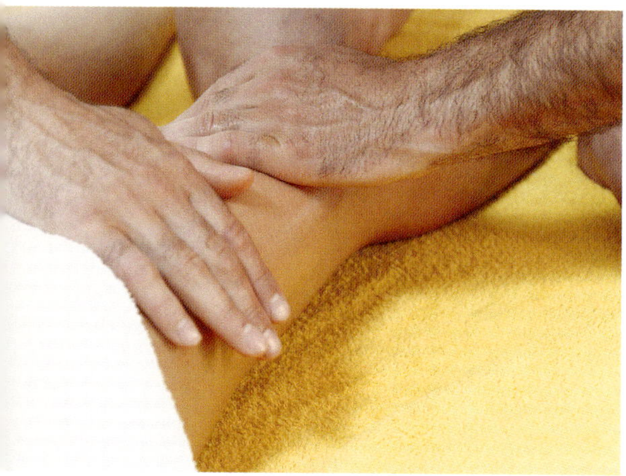

▶ Massieren Sie den Knöchel, dann das Knie mit Kreisbewegungen. Hier dürfen Sie etwas fester zupacken, um Stoffwechselschlacken aus den Gelenken zu lösen.

▶ Bearbeiten Sie den Oberschenkel, indem Sie die Handflächen waagerecht auf den großen Muskel legen und abwechselnd nach innen und außen streichen (Bild unten).

▶ Führen Sie die Massage auch am anderen Bein durch.

Hände

▶ Tragen Sie zunächst etwas Öl auf den Handteller Ihres Partners auf. Führen Sie dabei kreisende Bewegungen mit der Daumenkuppe durch. Massieren Sie alle kleinen Ballen und Erhöhungen in der Handinnenfläche ganz bewusst mit lockernden Bewegungen (Bild Seite 119).

▶ Massieren Sie auch den Handrücken mit kreisenden Bewegungen. Widmen Sie sich vor allem dem Bereich zwischen den Fingerknochen. Führen Sie anschließend einige sanfte

Streichbewegungen durch – vom Handgelenk abwärts bis zu den Fingerspitzen.

▶ Tauchen Sie Daumen, Zeige- und Mittelfinger im Öl ein, nehmen Sie jeden einzelnen Finger Ihres Partners zwischen Ihre eingeölten Finger, und streichen Sie langsam auf und ab.

▶ Massieren Sie nun Fingerknöchel und -nägel mit kreisförmigen Bewegungen.

Die Massage der Hände wird meist als besonders wohltuend empfunden. Über die Energiezonen der Händen können Sie das Gefühl von Geborgenheit vermitteln und sogar Spannungskopfschmerzen, Übelkeit, Verdauungsschwäche und zahlreiche andere Alltagsbeschwerden zum Verschwinden bringen.

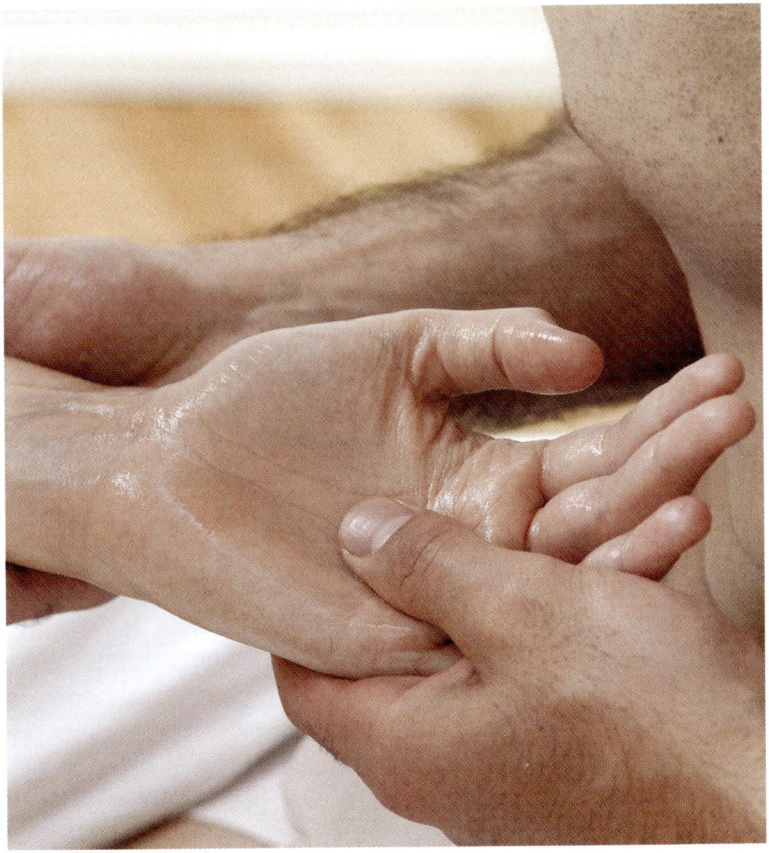

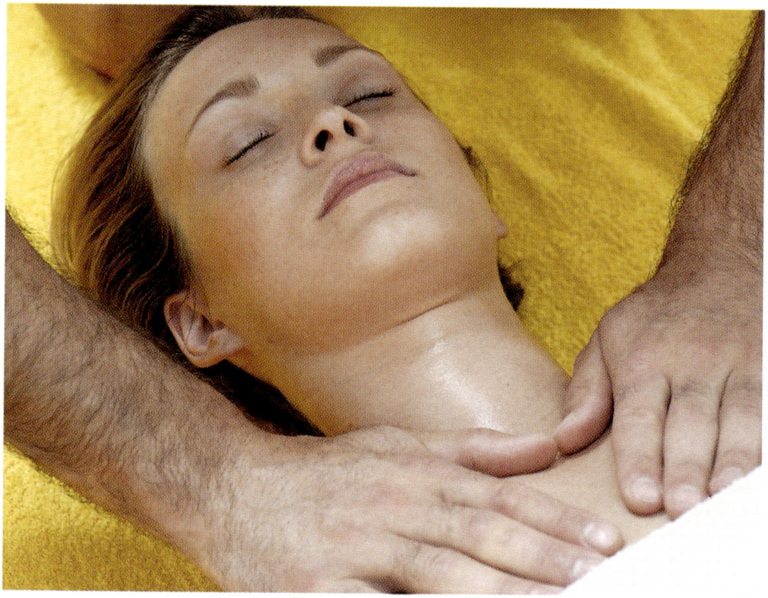

Bitte beachten: Wenn Sie eine Frau massieren, dürfen Sie keinen Druck auf den Busen ausüben! Falls Ihre Partnerin nicht zugleich Ihre Lebenspartnerin ist, ist es besser, nur den oberen und mittleren Bereich der Brust zu bearbeiten, da dies sonst schnell als zu intim und als unangenehm empfunden wird.

Brust

► Gießen Sie reichlich Öl auf den oberen Brustbereich. Legen Sie eine Handfläche direkt unterhalb der Halsgrube auf die Mitte der oberen Brust. Beginnen Sie mit langsamen Kreisbewegungen. Dabei dürfen Sie ruhig etwas Druck ausüben. Lassen Sie Ihre Hand nach rechts, dann wieder zur Mitte und schließlich nach links kreisen.

► Führen Sie nun einige sanfte Streichbewegungen senkrecht über die Mitte der Brust – vom Halsansatz zum Brustbein hinab und wieder aufwärts. Wiederholen Sie diese Technik einige Male mit sehr wenig Druck (Bild oben).

► Legen Sie Zeige-, Mittel- und Ringfinger aneinander, und führen Sie mit den Fingerkuppen große Kreisbewegungen aus – umkreisen Sie erst die linke, dann die rechte Brust. Bei Männern können Sie die Kreise allmählich kleiner werden lassen, bis Sie die Brustwarzen umkreisen.

Hals

▶ Massieren Sie den Hals und insbesondere den Kehlkopf immer nur mit sehr wenig Druck! Lassen Sie Ihre Handflächen abwechselnd vom Nacken ausgehend nach vorne gleiten. Greifen Sie dazu mit Ihren Händen zunächst etwas fester um die Nackenmuskulatur. Sobald Sie Ihre Hand zum vorderen Teil des Halses ziehen, lassen Sie im Druck sofort nach. Es darf für Ihren Partner auf keinen Fall unangenehm sein!

▶ Tauchen Sie alle Fingerkuppen ins Öl, und führen Sie abschließend einige senkrechte Streichbewegungen von unterhalb des Kiefers zum Schlüsselbein und wieder zurück durch. Diese Phase sollte eher einem Streicheln als einer Massage gleichen.

Bauch

▶ Bitten Sie Ihren Partner, die Beine anzuwinkeln und die Füße aufzustellen. Die Bauchmuskulatur kann sich dabei besser entspannen, was die Massage wirkungsvoller macht.

Massage des Bauches

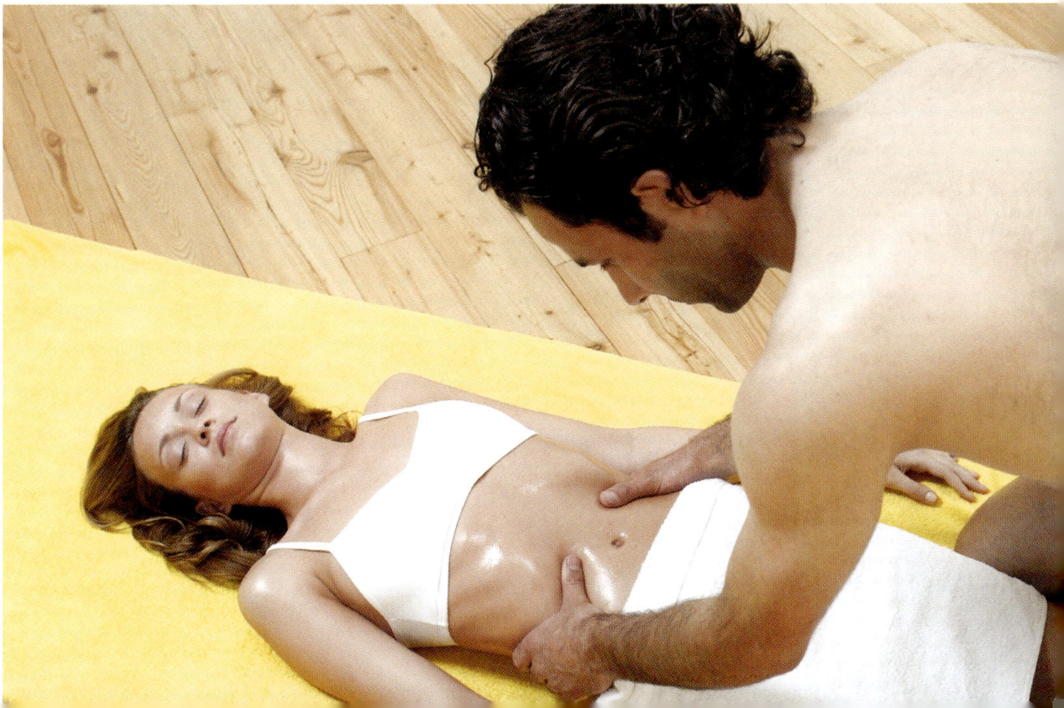

Bitte beachten: Wenn Ihr Partner vor Ihnen liegt, massieren Sie den Bauch im Uhrzeigersinn. Führen Sie keine Bauchmassage durch, wenn Ihr Partner vor weniger als 2 Stunden eine größere Mahlzeit zu sich genommen hat, an Entzündungen im Unterleib oder Menstruationsbeschwerden leidet!

▶ Gießen Sie etwas Öl in den Bauchnabel. Verreiben Sie das Öl erst mit den Fingerkuppen und schließlich mit der ganzen Handfläche vom Nabel aus in immer größeren Kreisen über den Bauch. Je größer die Kreise, desto langsamer sollten Ihre Bewegungen sein. Üben Sie mäßigen Druck aus.

▶ Tauchen Sie Ihre Daumen in das Massageöl, und streichen Sie mit beiden Daumen gleichzeitig links und rechts unterhalb des Rippenbogens mit sanftem Druck entlang. Wiederholen Sie diese Bewegung von innen nach außen mehrmals (Bild Seite 121).

Gesäß und Rücken

▶ Nun legt sich Ihr Partner auf den Bauch. Sein Kopf ruht seitlich auf einem Kissen, seine Arme liegen entspannt neben dem Körper. Gießen Sie reichlich Öl an der Wirbelsäule entlang vom Gesäß bis zum Nacken. Verteilen Sie das Öl zunächst mit einigen Längsstrichen gleichmäßig über den ganzen Rücken.

▶ Legen Sie Ihre Handflächen auf den oberen Teil des Gesäßes, die linke Hand auf die linke, die rechte auf die rechte Seite. Die Daumen liegen knapp neben der unteren Wirbelsäule, alle Finger zeigen nach oben. Führen Sie einige Auf- und Abbewegungen durch – streichen Sie dazu kraftvoll nach oben bis auf Höhe der Schulterblätter und sanft wieder nach unten. Wiederholen Sie dies einige Male (Bild Seite 123).

▶ Kneten Sie die Muskeln neben der Wirbelsäule von unten nach oben kräftig durch. Beginnen Sie mit den Gesäßmuskeln, und gehen Sie dann zum unteren Rücken, zu den Schultern und schließlich zum Nacken. Umfassen Sie die Nackenmuskulatur mit allen Fingern, und kneten Sie sie mehrmals durch.

▶ Lassen Sie Ihre Hände dann wieder bis zum Gesäß nach unten gleiten. Führen Sie mit den Handballen kleine Kreisbewegungen durch. Die rechte Hand bewegt sich dabei im Uhrzeigersinn, die linke dagegen. Lassen Sie beide Hände parallel kreisen – erst im Bereich der Hüf-

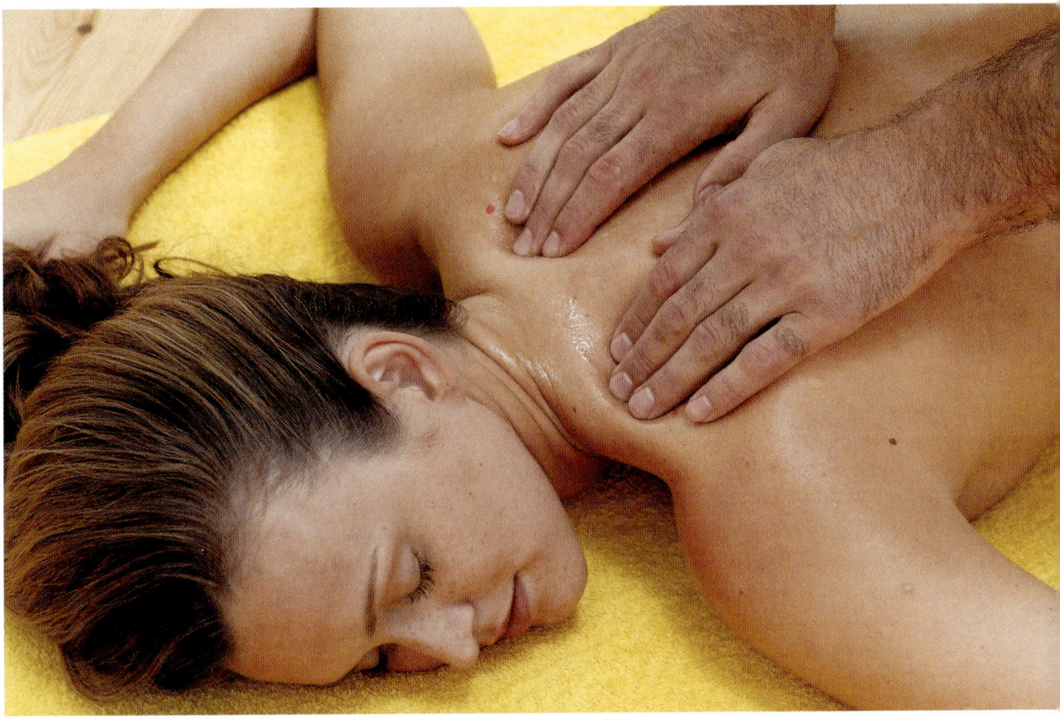

Massage des Rückens

ten und Nieren, dann zwischen den Schulterblättern und schließlich auf den Schultern und am Nacken, wo Sie etwas mehr Druck ausüben können.

Zum Abschluss

Beenden Sie die Abhyanga-Massage, indem Sie überschüssiges Öl mit einem kleinen Tuch von der Haut tupfen. Decken Sie Ihren Partner dann gut zu, und lassen Sie ihm noch 10 Minuten Zeit, um die Wirkungen der Massage zu genießen.

Nach der Massage wirkt der Körper frischer und auch der Geist wird klarer und der Gemütszustand entspannter und ausgeglichener.

Die **Chakra**-Massagen

- *Die Chakras*
- *Die sieben Chakra-Massagen*

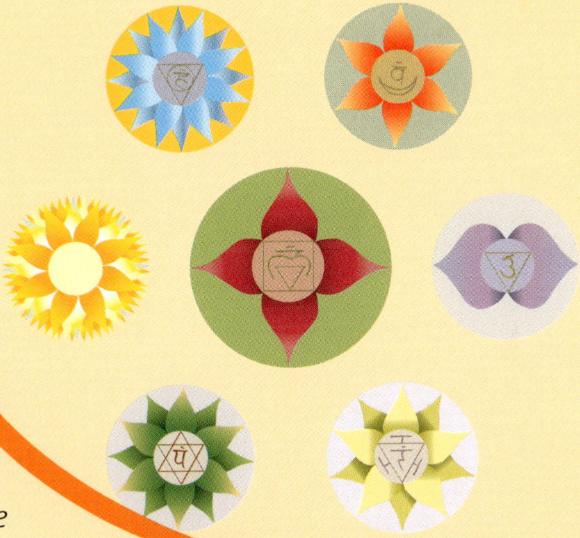

Die Chakra-Massage ist eine sanfte Methode, bei der die Hände dazu dienen, die Energie der Chakras zu harmonisieren. Es geht jedoch nicht darum, dass Sie Ihre eigene Kraft auf Ihren Partner übertragen. Vielmehr sollten Sie versuchen, die Lebensenergie Prana durch Ihre Hände in die Chakras des Partners strahlen zu lassen.

Energiewirbel – Die **Chakras**

Die Chakras – Energiezonen des Yoga

Ebenso wie das Ayurveda stammt auch die Chakra-Lehre aus Indien. Beide Methoden entwickelten sich aus der jahrtausendealten indischen Weisheitstradition. So ist es kein Wunder, dass es viele Parallelen zwischen beiden Methoden gibt: Chakras haben ähnliche Aufgaben wie Marma-Zonen im Ayurveda; auch Chakras sind Energiezonen, allerdings sind sie besonders bedeutsame.

Die Energiewirbel

Bei der Chakra-Massage werden die inneren Energiefelder harmonisiert.

Der Sanskrit-Begriff »Chakra« bedeutet wörtlich »Wirbel« oder »Rad«. Es gibt sieben »Energiewirbel«, die Hauptchakras, die entlang der Wirbelsäule angeordnet sind. Entsprechend ihrer Lage beeinflussen sie bestimmte Bereiche des Körpers und versorgen diese mit Prana, der universellen Lebensenergie.

Grundsätzlich gilt, dass Störungen und Blockaden im Energiefluss der einzelnen Chakras Auswirkungen auf körperliches und seelisches Wohlbefinden haben. Andererseits können wir das Wissen um die Energieströme der Chakras und ihre Einflussbereiche nutzen um Beschwerden und seelische Belastungen zu lindern: Die Chakra-Massage hilft, blockierte Energien in jedem einzelnen Chakra wieder zum Fließen zu bringen, das Wohlbefinden zu steigern und Beschwerden entgegenzuwirken. Die Massage der Chakras erfordert zwar Einfühlungsvermögen und Sensibilität, bietet jedoch auch eine sehr einfach und vollkommen ungefährliche Möglichkeit, etwas für die körperliche und seelische Gesundheit Ihres Partners zu tun.

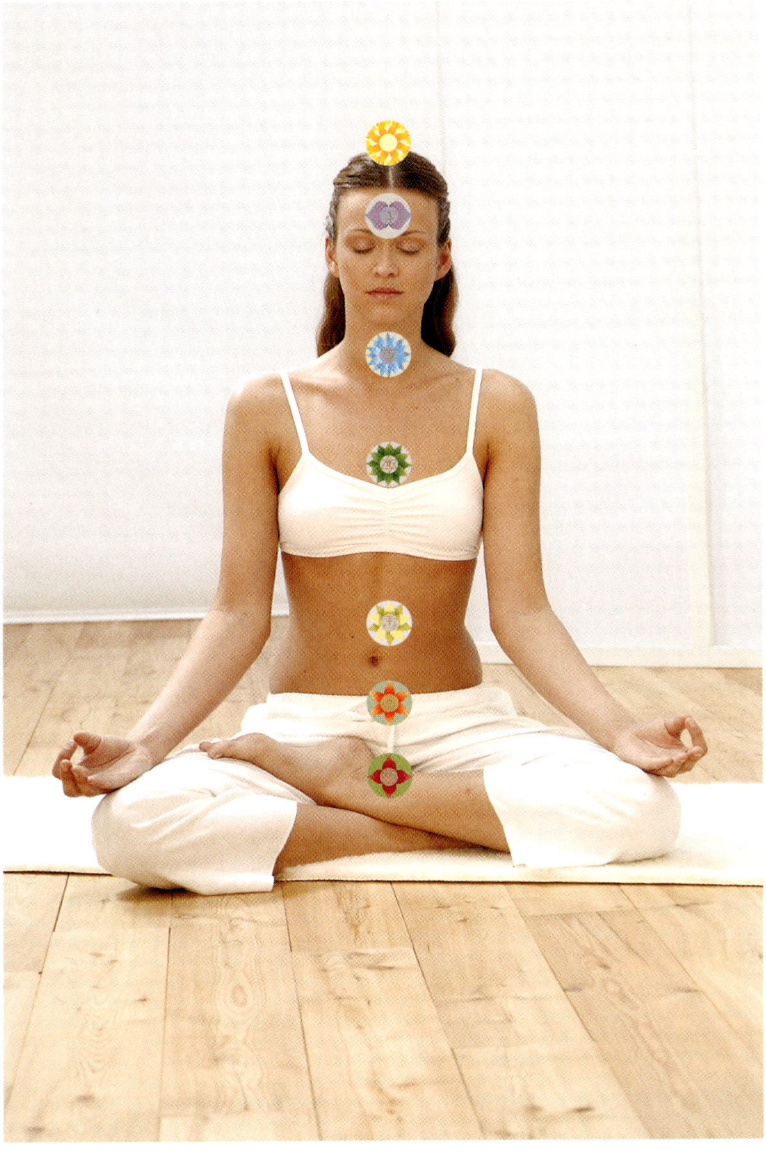

Die sieben Hauptchakras und ihr Sitz entlang des Körpers

Die sieben **Chakra-Massagen**

Die folgenden sieben kurzen Massageprogramme ermöglichen es Ihnen, die Chakras Ihres Partners zu aktivieren. Der Begriff »Massage« ist hierbei allerdings nicht ganz richtig, denn der zu Massierende wird dabei gar nicht berührt.

Da es sich bei den Chakras um sehr subtile Energiezentren handelt, sprechen diese besonders gut auf eine energetische Behandlungsweise an. Die Kombination aus Handauflegen und Visualisierungen steht daher im Mittelpunkt der Chakra-Massage.

Achten Sie darauf, dass Sie während der Chakra-Massage keinesfalls gestört werden, denn dies würde die Energieübertragung erheblich beeinträchtigen!

Harmonisierung der Chakras – sieben Kurzprogramme

Bei der Harmonisierung der Chakras empfiehlt es sich, pro Sitzung jeweils nur ein Chakra zu bearbeiten. Die Wirkungen, die Sie dadurch erzielen, sind größer als Sie denken, da jedes Chakra mit vielerlei seelischen, körperlichen und mentalen Vorgängen zusammenhängt. Nehmen Sie bei einer Sitzung zu viele Chakras auf einmal in Angriff, geht das auf Kosten der Konzentration und damit auch der Effektivität.

Bevor Sie beginnen – einige Tipps

Ganz gleich, welches Chakra Sie bearbeiten möchten, die Grundlagen der Massage sind für alle Chakras gleich. Hier die wichtigsten Tipps:

- Eine entspannte und positive Einstellung und eine ausgeglichene Stimmung helfen sehr dabei, die Lebensenergie in den Chakras zu aktivieren. Wenn es Ihnen seelisch nicht gut geht, wenn Sie verärgert, besorgt oder »schlecht gelaunt« sind, sollen Sie lieber nicht massieren.

▶ Auch wenn Sie viel Energie auf Ihren Partner übertragen – denken Sie daran, dass es nicht Ihre eigene Energie ist, die Sie ihm schenken, sondern dass Sie einfach nur als Kanal für Prana, die universelle Lebensenergie, wirken. Arbeiten Sie nicht mit der Willenskraft, sondern ganz entspannt.

▶ Verlassen Sie sich auf Ihre Intuition! Die folgenden Beschreibungen der Chakra-Massage sind nur Anhaltspunkte, die Ihnen helfen, den richtigen Einstieg zu finden. Mit der Zeit werden Sie jedoch Ihrem eigenen Weg folgen, mit den Chakras zu arbeiten.

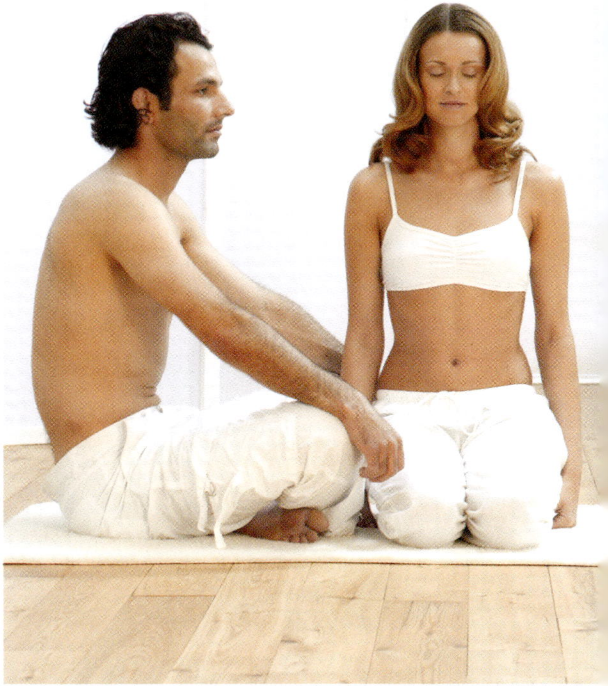

Chakra-Massage für mehr Energie

▶ Für eine Chakra-Massage sollten möglichst beide Personen auf dem Boden, zum Beispiel auf einer Decke oder einer weichen Matte, sitzen. Der Schneider- oder Fersensitz gewährleistet eine gute, stabile Haltung. Ein festes Kissen unter dem Gesäß kann das Sitzen sehr erleichtern. Natürlich können Sie und Ihr Partner auch auf Stühlen sitzen – wichtig ist aber immer, dass die Wirbelsäule aufrecht ist, der Rücken nicht angelehnt wird und der Körper entspannt bleibt.

▶ Setzen oder knien Sie sich auf die rechte Seite Ihres Partners, so dass Sie Ihre rechte Handfläche an seine Körpervorderseite und Ihre linke an seine Rückseite halten können (Bild oben).

▶ Die Chakra-Massage ist eine rein energetische Massageform. Die Hände müssen daher gar nicht direkt auf den Körper aufgelegt werden, sondern können in einigen Zentimetern Abstand zum Körper gehalten werden. Da der Körperkontakt der Hände mit den unteren Chakras, die im Beckenbereich liegen, oft als sehr intim empfunden wird, empfiehlt sich die »schwebende Variante« ohne direkten Kontakt mit dem Massierten.

Das heißt aber nicht, dass nur diese Variante wirkt. Letztlich ist es eine Frage der Vertrautheit, wie nah Sie Ihrem Partner kommen können und wollen.

- Die Hände sollten bei der Massage ganz entspannt, die Finger geschlossen und die Handgelenke locker sein.
- Eine Sitzung dauert im Allgemeinen mit innerer Vorbereitung zwischen 5 und 15 Minuten. Anschließend sollten sich beide Partner noch einige Minuten Zeit nehmen, um den Wirkungen nachzuspüren, bevor es wieder in den Alltag geht.

Massage des Basis-Chakras

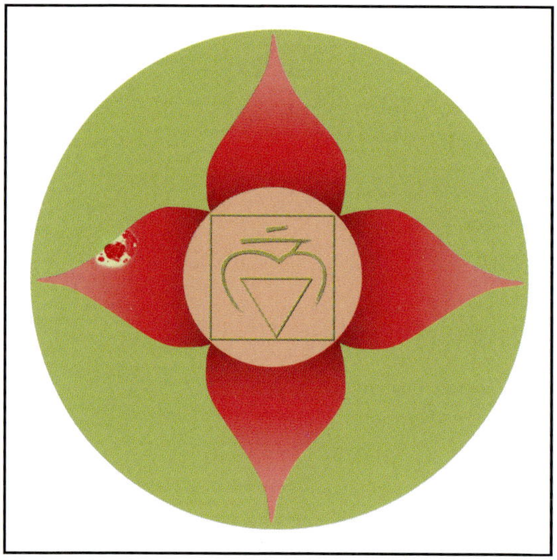

Das Basis-Chakra wird auch als das 1. Chakra bezeichnet. Es ist das unterste der sieben Chakras und befindet sich am unteren Ende der Wirbelsäule im Bereich des Beckenbodens.

Die Aktivität dieses Chakras wirkt sich auf körperlicher Ebene auf Füße, Beine und Beckenboden aus. Außerdem beeinflusst das 1. Chakra die Knochen sowie den Dickdarm und die Nebennieren.

In psychischer Hinsicht hängt die Energie des 1. Chakras mit der Lebenskraft und dem Willen zur Selbsterhaltung sowie mit der Fähigkeit, sich durchzusetzen, zusammen.

Das Basis-Chakra

Das Basis-Chakra wird mit dem Element Erde assoziiert und seine Energie mit der Farbe Rot. Die Grundthemen dieses Chakras lauten Stabilität, Erdung und Naturverbundenheit.

Wann ist die Chakra-Massage sinnvoll?

Folgende Probleme deuten auf ein Ungleichgewicht oder Blockaden im Basis-Chakra hin:

- Ängste, Mangel an Urvertrauen, Unsicherheit
- Kraftlosigkeit, Trägheit
- mangelnde Ausdauer
- Schmerzen in Füßen und Beinen
- Darmerkrankungen, Verstopfung
- Kreuzschmerzen und Ischiasleiden

Das Wissen um die Chakras entstammt ursprünglich der Yogatradition Indiens. Doch während die Chakras im Yoga durch Körperstellungen und Atemübungen entwickelt werden, werden sie in der Chakra-Massage durch Übertragung von Lebensenergie angeregt.

So wird's gemacht

▶ Das Basis-Chakra befindet sich am Beckenboden und damit – wenn Ihr Partner eine sitzende Haltung eingenommen hat – direkt über dem Boden bzw. der Stuhlvorderkante. Setzen oder knien Sie sich neben Ihren Partner. Ihre Hände halten Sie ein kleines Stück über dem Boden, die Handflächen sind zum Körper gerichtet. Wenn Ihr Partner im Schneidersitz sitzt, bleibt Ihre rechte Hand dicht vor seinen gekreuzten Beinen, die hintere Hand nahe am Steißbein (Bild Seite 132).

▶ Richten Sie Ihre Achtsamkeit darauf, wie Sie mit jedem Atemzug Prana aufnehmen. Lassen Sie diese Lebensenergie mit dem Ausatmen durch Ihre Hände und Handflächen fließen.

▶ Wenn Sie wollen, können Sie zusätzlich eine Farbvisualisierung durchführen: Die Farbe des Basis-Chakras ist Rot. Stellen Sie sich vor, wie von Ihren Händen aus rote Energiestrahlen in das unterste Chakra Ihres Partners fließen. Stellen Sie sich einen warmen, roten Lichtstrom oder einen leuchtend roten Punkt vor, der mit jedem Atemzug größer wird, bis er zu einer leuchtenden roten »Sonne« zwischen Ihren Händen geworden ist. Visualisieren Sie, wie sich das wärmende rote Licht vom Basis-Chakra aus im ganzen Körper Ihres Partners verteilt.

▶ Wenn die Handhaltung für Sie zu anstrengend wird, können Sie kurz pausieren oder die Massage allmählich beenden. Entfernen Sie dazu Ihre Hände ganz langsam von Ihrem Partner, und lassen Sie sie schließlich entspannt sinken.

Massage des Basis-Chakras

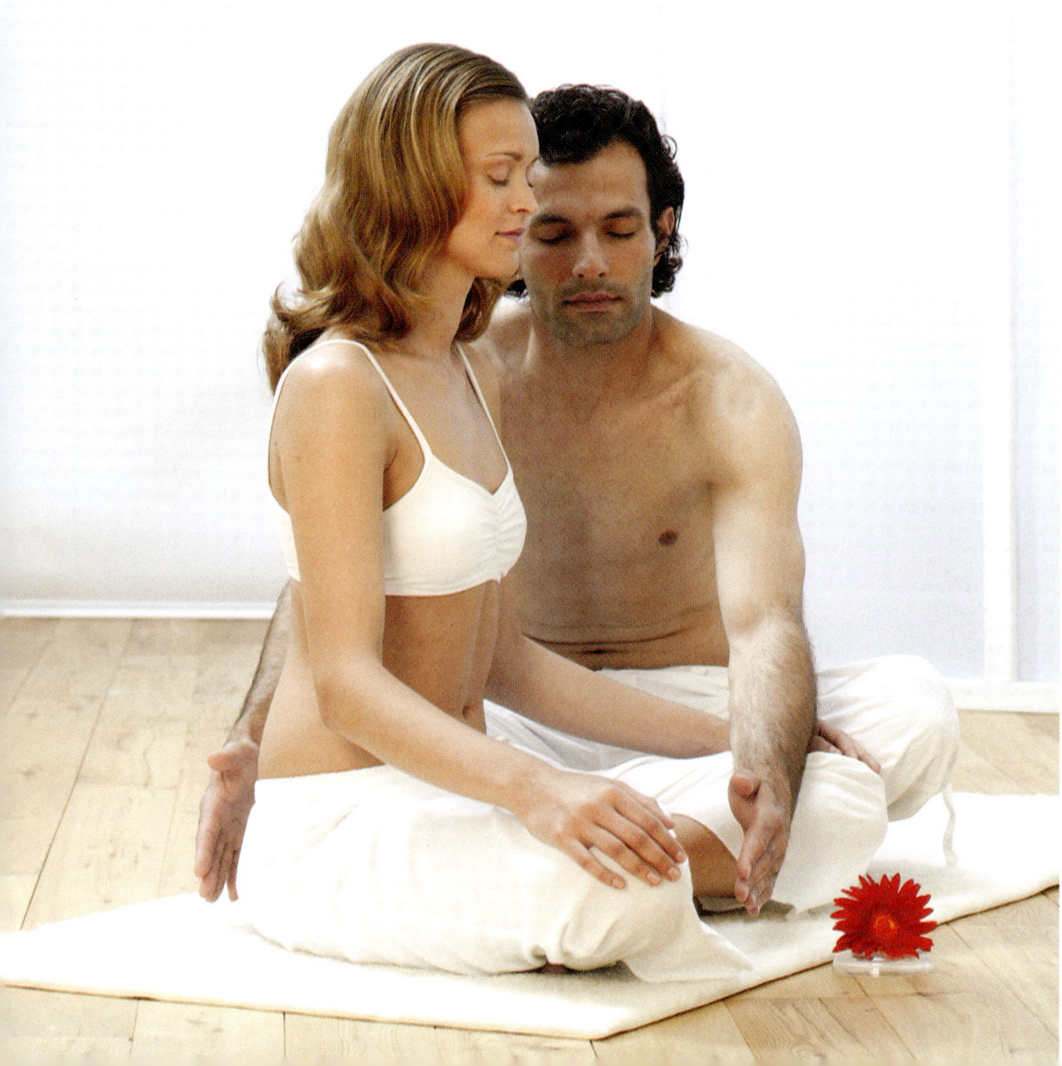

Massage des Sakral-Chakras

Das Sakral-Chakra oder 2. Chakra befindet sich im Bereich des Kreuzbeins und damit etwas oberhalb des Basis-Chakras. Das Sakral-Chakra reguliert die Fortpflanzungsorgane und die Keimdrüsen sowie Nieren und Blase. Darüber hinaus hat seine Energie Einfluss auf alle Körperflüssigkeiten und den Blutkreislauf.

Auf psychischer Ebene beeinflusst das Sakral-Chakra Kreativität und Lebensfreude. Je mehr Energie im Sakral-Chakra fließen kann, desto mehr Begeisterungsfähigkeit, Leidenschaft und Selbstbewusstsein können Sie entwickeln. Eine erfüllte Sexualität steht auch in direktem Zusammenhang mit diesem Chakra.

Das Sakral-Chakra

Das Sakral-Chakra wird mit dem Element Wasser assoziiert und seine Energie mit der Farbe Orange. Dieses Chakra wird mit Aspekten wie Reinigung, Entgiftung, Kreativität sowie Sexualität in Verbindung gebracht.

Wann ist die Chakra-Massage sinnvoll?

Wenn Ihr Partner unter einem oder mehreren der folgenden Beschwerden leidet, fließt die Energie in seinem Sakral-Chakra nicht harmonisch:

- Mangel an Lebensfreude und Begeisterungsfähigkeit
- Stimmungstiefs
- sexuelle Probleme
- Nieren- und Blasenerkrankungen
- Menstruationsbeschwerden
- Prostataleiden
- Potenzstörungen
- Hautbeschwerden, trockene Haut, Hautunreinheiten

So wird's gemacht

▶ Das Sakral-Chakra befindet sich ungefähr 1 Finger breit unterhalb des Bauchnabels. Sie sitzen oder knien bequem neben Ihrem Partner. Ihre rechte Hand zeigt in Richtung seines Bauches, die linke Hand halten Sie gegenüber im unteren Bereich der Lendenwirbelsäule – beide Hände sind dabei einige Zentimeter vom Körper Ihres Partners entfernt (Bild rechts).

Das Sakral-Chakra hat großen Einfluss auf die Kreativität und Lebensfreude.

▶ Nehmen Sie mit jedem Atemzug bewusst Lebensenergie auf, und lassen Sie diese durch Ihre Hände strömen.

▶ Ergänzen Sie das Ganze durch die Visualisierung der Farbe Orange: Stellen Sie sich vor, wie aus Ihren Händen orangefarbene Energiestrahlen in das Sakral-Chakra Ihres Partners fließen. Lassen Sie mit jedem Atemzug ganz entspannt orangefarbenes Licht in seinen unteren Bauchbereich hineinstrahlen. Bleiben Sie einige Minuten bei diesem inneren Bild.

▶ Sobald die Handhaltung für Sie zu anstrengend wird, sollten Sie eine kurze Pause einlegen und die Behandlung danach fortsetzen oder aber allmählich beenden. Um die Chakra-Massage abzuschließen, entfernen Sie Ihre Hände ganz behutsam und legen sie in Ihren Schoß.

Massage des Nabel-Chakras

Das Nabel-Chakra ist das 3. Chakra. Die Bezeichnung »Nabel-Chakra« ist nicht ganz korrekt, da es ein ganzes Stück oberhalb des Nabels auf Höhe des Solarplexus liegt. Der Einflussbereich des Nabel-Chakras umfasst Bauchhöhle, Magen, Gallenblase, Bauchspeicheldrüse, Leber, Milz und Dünndarm. Es wirkt sich auf das vegetative Nervensystem aus, das Körperfunktionen wie Kreislauf, Atmung und Verdauung ebenso steuert wie die Reaktionen auf Stress.

Das Nabel-Chakra ist das wichtigste Chakra für die Aufnahme und Verteilung von Prana. Im seelischen Bereich beeinflusst dieses Chakra unsere Emotionen und unsere Art und Weise, wie wir auf unsere Mitmenschen zugehen.

So wird das Sakral-Chakra massiert.

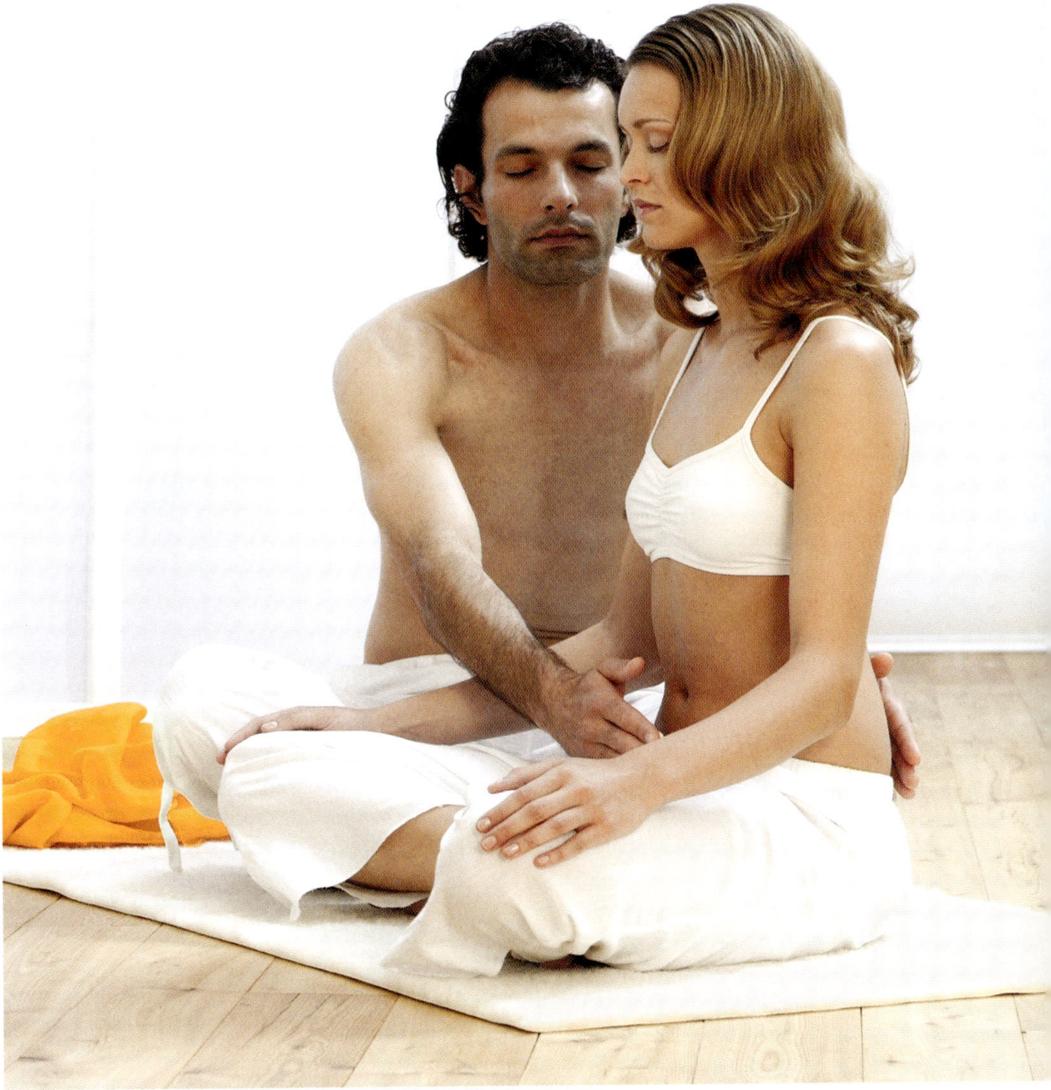

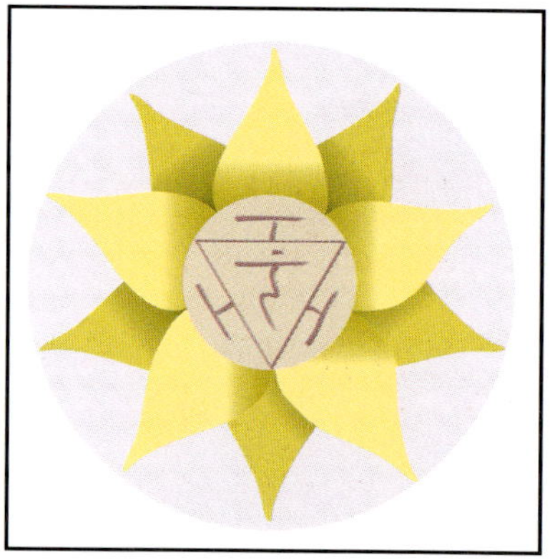

Das Nabel-Chakra

Das Nabel-Chakra wird mit dem Element Feuer assoziiert und seine Energie mit der Farbe Gelb. Die wichtigsten Themen, die es repräsentiert, sind Willenskraft, Selbstkontrolle und Mitgefühl.

Wann ist die Chakra-Massage sinnvoll?

Wenn Ihr Partner unter einem der folgenden körperlichen bzw. psychischen Problemen leidet, kann die Energie in seinem Nabel-Chakra nicht frei fließen:

- durch zu viel Stress bedingte Beschwerden
- Mangel an Selbstbeherrschung, Wutanfälle
- Schlaflosigkeit, Ängste
- Magenschmerzen, Verdauungsstörungen, Sodbrennen
- Erkrankungen der Leber, Gallenblase oder Bauchspeicheldrüse
- Diabetes mellitus (Zuckerkrankheit), Übergewicht, Essstörungen

So wird's gemacht

▶ Das Nabel-Chakra befindet sich etwa 1 Finger breit oberhalb des Bauchnabels. Sie sitzen oder knien neben Ihrem Partner. Ihre eine Handfläche weist zum Oberbauch Ihres Partners, die andere »schwebt« am Übergang zwischen Lenden- und Brustwirbelsäule. Ihre Hände halten einen kleinen Abstand zum Körper Ihres Partnes (Bild rechts).

▶ Stellen Sie sich vor, wie Sie mit jedem Atemzug Prana aufnehmen. Lassen Sie diese Lebensenergie beim Ausatmen durch Ihre Hände in das Nabel-Chakra Ihres Partners fließen.

▶ Vertiefen Sie die Vorstellung, indem Sie die Farbe des 3. Chakras – ein leuchtendes Gelb – visualisieren: Stellen Sie sich vor, wie aus Ihren Handflächen goldgelbe Energiestrahlen in das Chakra Ihres Partners fließen. Lassen Sie den gelben Lichtstrom mit jedem Atemzug intensiver werden. Versuchen Sie zu spüren, wie das harmonisierende gelbe

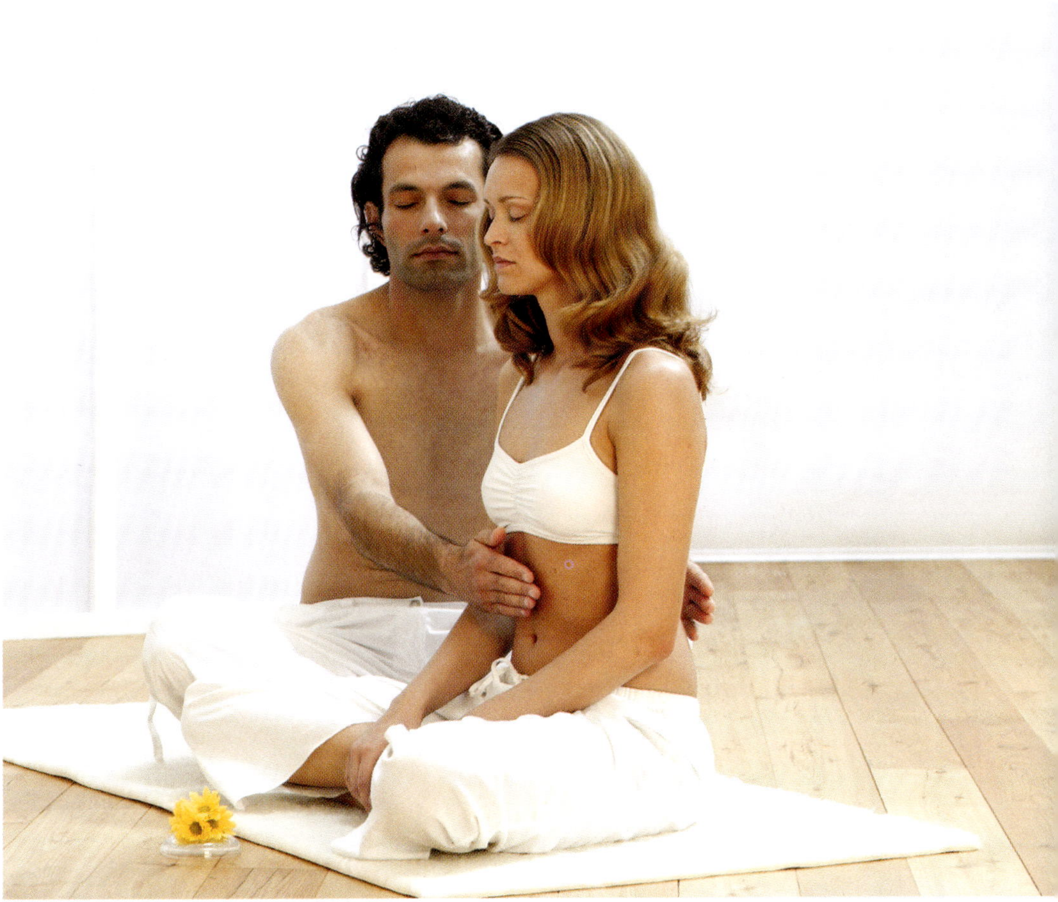

Licht sich über das Nabel-Chakra Ihres Partners in seinem ganzen Körper verteilt.

Massage des Nabel-Chakras

▶ Legen Sie eine kurze Pause ein, sobald die Handhaltung zu anstrengend für Sie wird, oder beenden Sie die Massage allmählich. Um die Energieübertragung abzuschließen, entfernen Sie Ihre Hände ganz langsam. Entspannen Sie sich anschließend noch einige Minuten lang.

Massage des Herz-Chakras

Das Herz-Chakra oder 4. Chakra befindet sich auf Höhe des Herzens, jedoch ist es nicht über dem physischen Herz, sondern genau in der Körpermitte.

Sein Einflussbereich ist der Brustkorb, der obere Rücken, die Schultern sowie Arme und Hände. Außerdem reguliert dieses Chakra die Funktionen von Herz, Lunge, Bronchien und Thymusdrüse. Indirekt wirkt sich das Herz-Chakra darüber hinaus ebenfalls auch auf den Blutdruck aus.

Das Herz-Chakra verbindet uns mit der Kraft der Liebe und des Mitgefühls. Auf psychischer Ebene beeinflusst es das Selbstwertgefühl, die Fähigkeit zu Offenheit und Toleranz sowie die »soziale Intelligenz«.

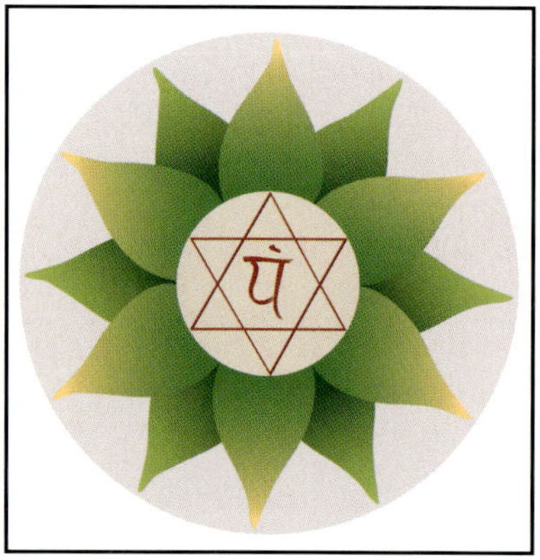

Das Herz-Chakra

Das Herz-Chakra wird mit dem Element Luft assoziiert. Seine Energie entspricht der Farbe Grün. Liebe, Zuneigung und Mitgefühl sind die wichtigsten Themen, die mit diesem Chakra in Zusammenhang gebracht werden.

Wann ist die Chakra-Massage sinnvoll?

Es ist sinnvoll, die Energie des Herz-Chakras zu harmonisieren, wenn Ihr Partner an einem der folgenden körperlichen oder seelischen Probleme leidet:

- Einsamkeit, Kontaktschwierigkeiten
- Mangel an Selbstwertgefühl
- Herzbeschwerden, Herzrhythmusstörungen, Angina pectoris
- zu hoher oder zu niedriger Blutdruck
- Husten, Bronchitis, Lungenerkrankungen, Erkältungen
- Asthma, Atembeschwerden

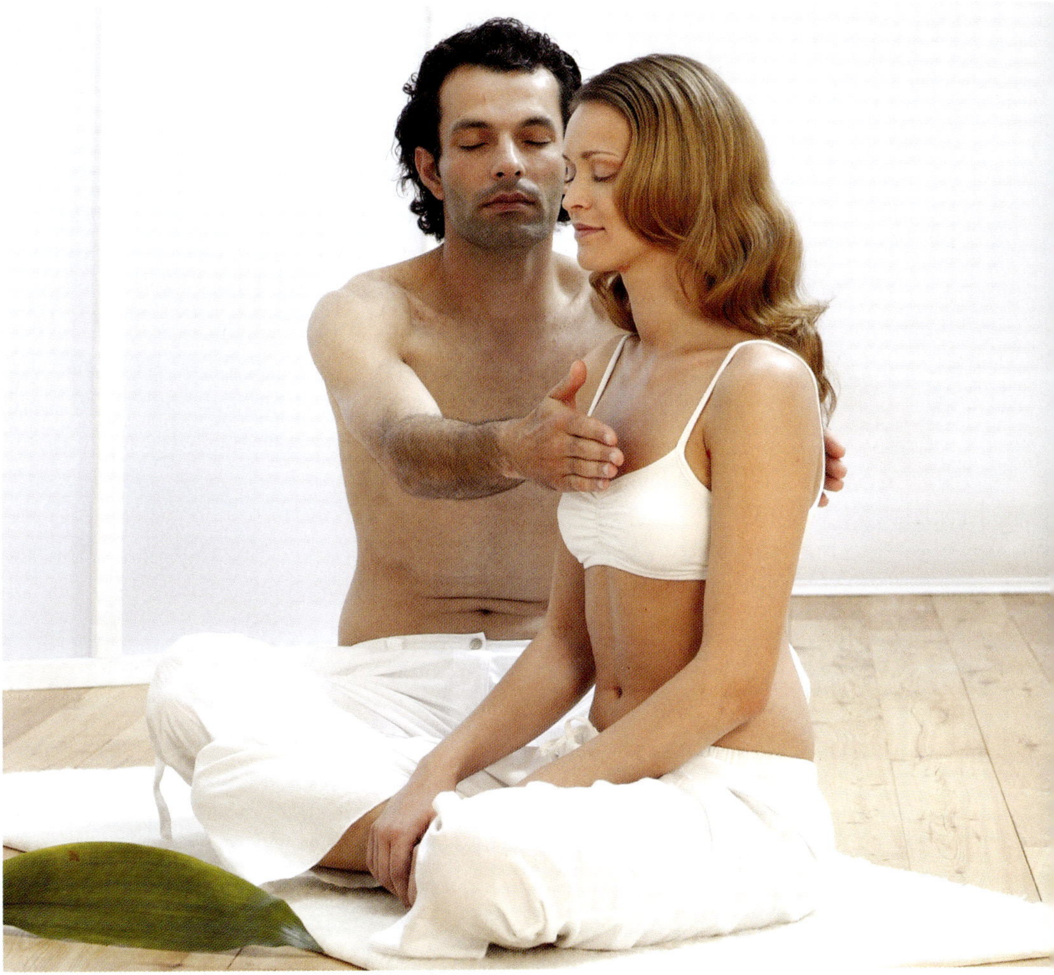

Massage des Herz-Chakras

So wird's gemacht

► Das Herz-Chakra befindet sich ziemlich genau in der Mitte des Brustkorbs. Lassen Sie Ihre rechte Hand von vorne, Ihre linke von hinten in Richtung Brustkorb strahlen. Wenn Sie eine Frau behandeln, ist es besonders wichtig, mit den Händen einige Zentimeter Abstand zum Körper zu halten (Bild Seite 139).

▶ Nehmen Sie mit jedem Atemzug Energie auf, die Sie mit dem Ausatmen in das Herz-Chakra Ihres Partners strömen lassen.

▶ Unterstützen Sie die Behandlung, indem Sie sich die entsprechende Farbe vorstellen – in diesem Fall ein kräftiges Grün. Senden Sie in Ihrer Vorstellung grün leuchtende Energiestrahlen von Ihren Händen aus in das Herz-Chakra Ihres Partners. Alternativ können Sie sich einen leuchtenden grünen Punkt in seiner Brust vorstellen, der allmählich zu einer kleinen, grünen Lichtkugel heranwächst, die im Rhythmus des Herzschlags Ihres Partners pulsiert, bis sie den Raum zwischen Ihren Händen ausfüllt.

▶ Sobald die Handhaltung zu anstrengend für Sie wird, sollten Sie eine kurze Pause einlegen und die Behandlung danach fortsetzen oder allmählich beenden. Um die Chakra-Massage abzuschließen, entfernen Sie Ihre Hände ganz langsam und legen sie in den Schoß.

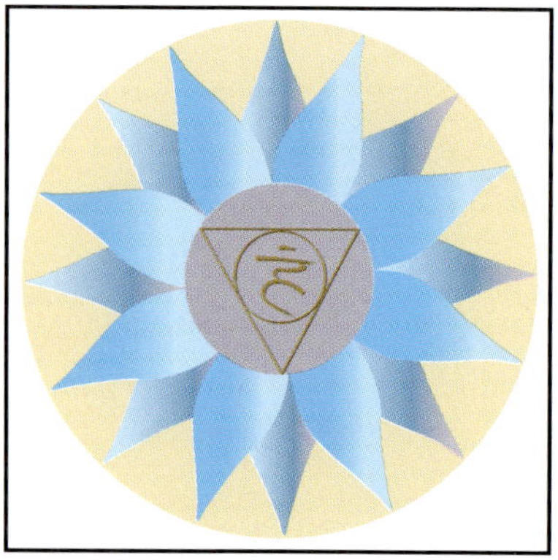

Massage des Kehl-Chakras

Das Kehl-Chakra ist das 5. Chakra und befindet sich im Bereich des Kehlkopfs. Der Einflussbereich dieses Chakras umfasst Hals und Nacken sowie die Kiefer. Dazu gehören ebenfalls die Schilddrüse sowie Speise- und Luftröhre. Über den Kehlkopf beeinflusst das Chakra auch die Stimme und die Atmung. Auch das Gehör fällt teilweise in den Bereich dieses Chakras.

Im seelisch-geistigen Bereich aktiviert das Kehl-Chakra die Kommunikationsfähigkeit, den Umgang mit Sprache, die Musikalität sowie die Aufnahmefähigkeit und das Interesse an der Umwelt. Gleichzeitig hat es Einfluss auf die Fähigkeit, zu lernen, sich zu konzentrieren und sich kreativ auszudrücken.

Das Kehl-Chakra

Die Energie des Kehl-Chakras hat die Farbe Hellblau. Es wird mit dem Element Äther assoziiert. Die Grundthematik dieses Chakras lautet Kommunikation.

Massage des Kehl-Chakras

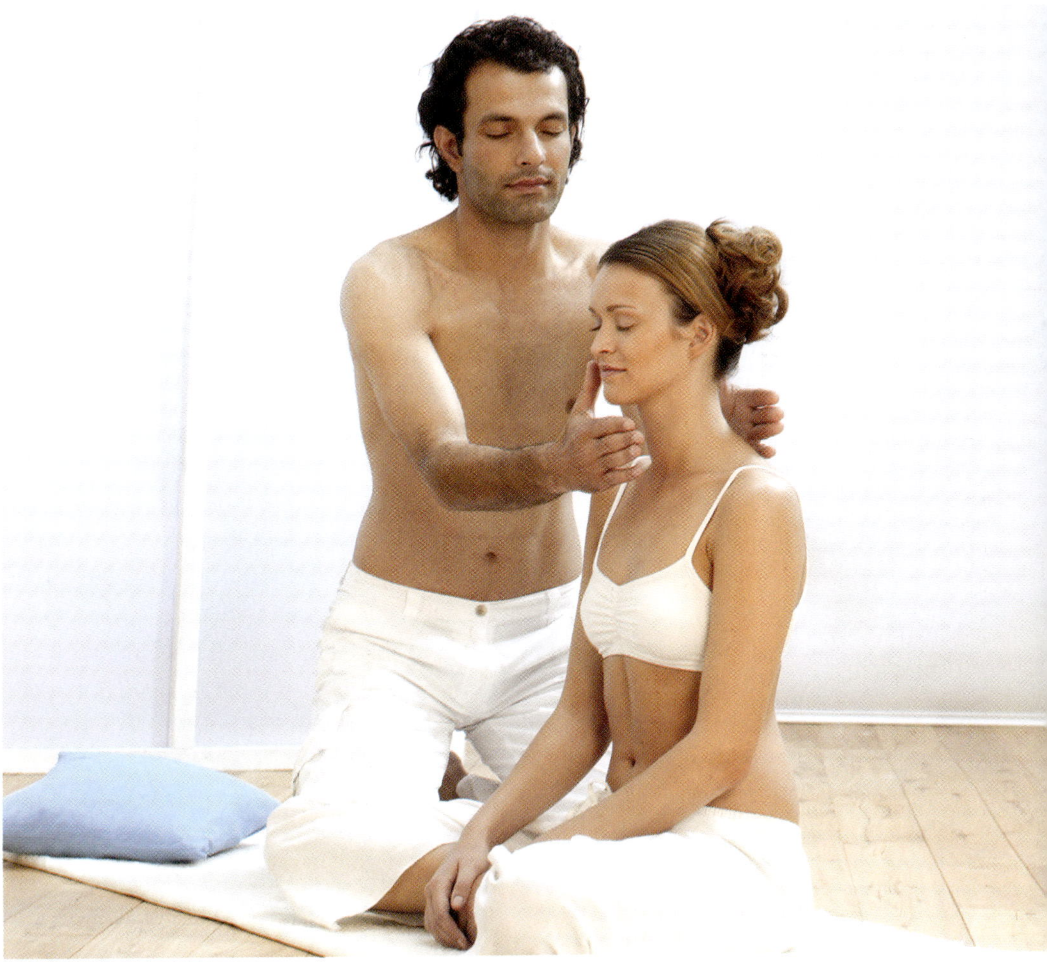

Wann ist die Chakra-Massage sinnvoll?

Die Behandlung des Kehl-Chakras macht vor allem dann Sinn, wenn Sie Ihrem Partner helfen wollen, eines oder mehrere der folgenden körperlichen oder seelischen Probleme in den Griff zu bekommen bzw. zu lindern:

- Sprach- und Kommunikationsprobleme
- Schüchternheit, Hemmungen, mit anderen Menschen zu sprechen
- schöpferische Krisen, Schreibblockaden usw.
- Halsschmerzen, Mandel- oder Rachenentzündung
- steifer Nacken, Schulterschmerzen
- Unter- oder Überfunktion der Schilddrüse

So wird's gemacht

Die Harmonisierung des Kehl-Chakras hat eine große Auswirkung auf die Kommunikationsfähigkeit.

- Sie sitzen oder knien bequem neben Ihrem Partner. Halten Sie Ihre eine Handfläche nahe vor den Kehlkopf, die andere genau gegenüber an den Nacken – beide Hände sollten ein paar Zentimeter Abstand zum Körper Ihres Partners haben (Bild Seite 141).
- Konzentrieren Sie sich auf die Lebensenergie, die Sie mit dem Atmen aufnehmen. Stellen Sie sich dann vor, wie diese Energie durch Ihre Handflächen in das Kehl-Chakra Ihres Partners strömt.
- Intensivieren Sie die Behandlung, indem Sie die Farbe Hellblau visualisieren. Stellen Sie sich ein strahlendes Hellblau vor, das an einen wolkenlosen Himmel erinnert. Dieses Hellblau strömt nun sanft aus Ihren Handflächen und lädt das Kehl-Chakra Ihres Partners mit neuer, frischer Kraft auf. Sie können sich auch eine kleine hellblaue Lichtkugel vorstellen, die zwischen Ihren beiden Handflächen immer größer wird.
- Sobald die Handhaltung zu anstrengend für Sie wird, sollten Sie eine kurze Pause einlegen und die Behandlung danach fortsetzen oder allmählich beenden. Um die Chakra-Massage abzuschließen, entfernen Sie Ihre Hände ganz langsam und legen sie in den Schoß.

Massage des Stirn-Chakras

Das Stirn-Chakra oder 6. Chakra befindet sich oberhalb der Nasenwurzel zwischen den Augenbrauen. In den alten hinduistischen Schriften wird es oft als »Drittes Auge« bezeichnet und manchmal auch so dargestellt. Es wird in der Yogatradition mit Intuition und Weisheit assoziiert, aber ebenso mit der Fantasie, die uns ja Dinge zeigen kann, die gar nicht existieren.

Im körperlichen Bereich beeinflusst das Stirn-Chakra Gesicht, Augen, Nase und Nebenhöhlen sowie Kleinhirn und Hirnanhangsdrüse. Die Aktivität des 6. Chakras wirkt sich auf den ganzen Hormonhaushalt und das Nervensystem aus.

Auf seelisch-geistiger Ebene fördert das Stirn-Chakra die Intuition, das Vorstellungsvermögen und den Kontakt zum seelischen Erleben sowie die schöpferischen Kräfte.

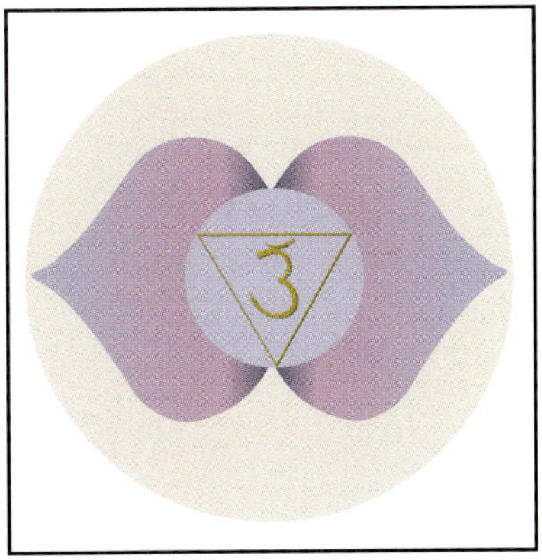

Das Stirn-Chakra

Die Energie des Stirn-Chakras hat die Farbe Violett. Die Grundthemen, die mit diesem Chakra zusammenhängen, sind Intuition und geistige Erkenntnis.

Wann ist die Chakra-Massage sinnvoll?

Die folgenden Probleme deuten auf Blockaden oder Disharmonien im Energiefluss des Stirn-Chakras hin:

- Ängste, depressive Verstimmungen, Burnout-Syndrom
- Mangel an Intuition, zu einseitiges rationales Denken
- Konzentrationsschwäche, schlechtes Gedächtnis, Lernschwierigkeiten
- Kopfschmerzen, Migräne
- Sehstörungen, Augenerkrankungen
- Schnupfen und Nebenhöhlenentzündungen

So wird's gemacht

Massage des Stirn-Chakras

▶ Halten Sie Ihre rechte Hand so, dass Ihre Handfläche auf die Stirnmitte Ihres Partners zeigt. Die andere halten Sie genau auf gleicher Höhe am Hinterkopf. Beide Hände befinden sich in einigen Zentimetern Abstand zum Kopf, die Handflächen weisen zueinander.

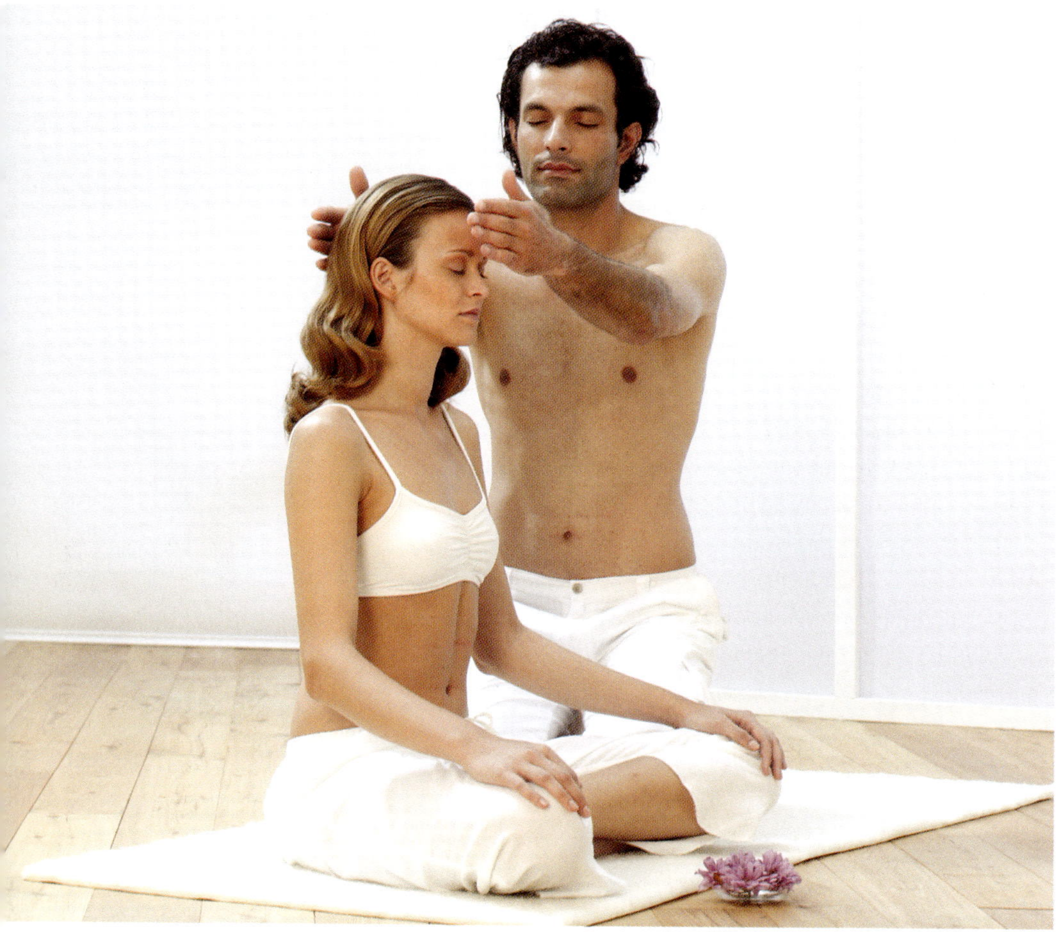

▶ Entspannen Sie sich, und stellen Sie sich mit geschlossenen Augen vor, wie Sie Lebensenergie sammeln, um diese dann auf Ihren Partner zu übertragen. Lassen Sie mit jedem Ausatmen Prana aus Ihren Handflächen in das Stirn-Chakra Ihres Partners strömen.

▶ Wenn Sie möchten, können Sie die Farbe des 6. Chakras visualisieren: Lassen Sie zwischen Ihren Handflächen mit jedem Atemzug eine immer größer werdende violette Sonne anwachsen.

Versuchen Sie zu spüren, wie das harmonisierende Licht dieser Sonne sich über das Stirn-Chakra Ihres Partners in seinem ganzen Körper verteilt.

▶ Wenn Ihre innere Stimme es Ihnen sagt, beenden Sie die Behandlung ganz langsam. Lassen Sie die violette Sonne in Ihrer Vorstellung allmählich kleiner werden. Entfernen Sie Ihre Hände schließlich vorsichtig, um sich noch ein wenig zu entspannen. Legen Sie Ihre Hände in den Schoß und lassen Sie die Massage ausklingen.

Massage des Scheitel-Chakras

Das Scheitel-Chakra ist das 7. und oberste Chakra. Es liegt am höchsten Punkt des Kopfes direkt am Schädeldach. Die Energie des Scheitel-Chakras nimmt Einfluss auf das Gehirn, aber vor allem auf den psychischen und spirituellen Bereich.

Das Scheitel-Chakra wirkt auf Zirbeldrüse und Immunsystem. Es gilt als spirituelles Energiezentrum und beeinflusst den Kontakt zur geistigen Welt, die Religiosität und die Fähigkeit, einen Sinn für das Transzendente zu entwickeln.

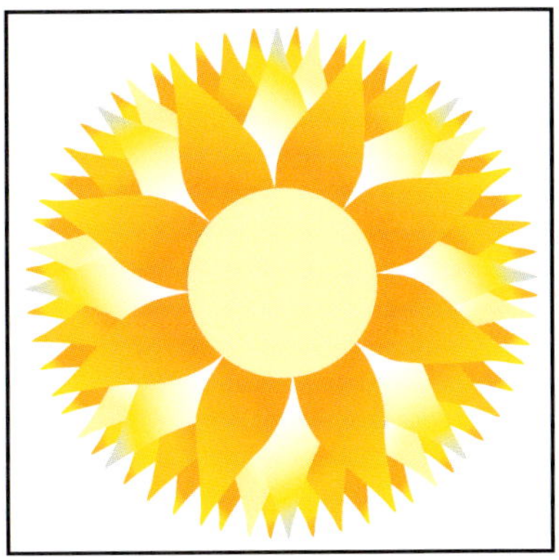

Das Scheitel-Chakra

Dem Scheitel-Chakra wird die Farbe Weiß oder auch Gold zugeordnet. Es repräsentiert die Verbundenheit mit dem universellen Bewusstsein.

Wann ist die Chakra-Massage sinnvoll?

Die Massage des Scheitel-Chakras ist wichtig, wenn Ihr Partner an einem der folgenden Probleme leidet:

- Erschöpfung, Schwäche, depressive Verstimmungen
- Gefühl der Sinnlosigkeit
- Kopfschmerzen
- Immunschwäche
- chronische Erkrankungen

So wird's gemacht

Wenn Ihr Partner an Erschöpfung leidet, ist eine Massage des Scheitel-Chakras genau richtig.

▶ Das Scheitel-Chakra befindet sich an der höchsten Stelle des Kopfes. Halten Sie die Hände nebeneinander in wenigen Zentimetern Entfernung direkt über den Scheitel Ihres Partners. Meist ist es einfacher, wenn Sie stehen und Ihr Partner sitzt. Keinesfalls sollten Sie die Arme nach oben strecken müssen, da dies zu anstrengend ist! Wichtig ist, dass beide Handflächen eine kleine Kuppel bilden, die zum Kopf Ihres Partners weist (Bild rechts).

▶ Bei der Behandlung des Scheitel-Chakras sollten Sie noch mehr als sonst darauf achten, auf keinen Fall mit der Kraft Ihres Willens zu arbeiten. Bleiben Sie völlig entspannt, hören Sie auf Ihre Intuition!

▶ Atmen Sie einige Male entspannt durch, und nehmen Sie Energie auf. Spüren Sie, wie die Energie durch Ihre Handflächen in das Scheitel-Chakra Ihres Partners fließt.

▶ Um die Wirkungen zu verstärken, können Sie goldenes Licht visualisieren, das aus Ihren Handflächen in das Scheitel-Chakra Ihres Partners fließt.

Oder Sie stellen sich eine goldene Sonne vor, die aus der Kuppel Ihrer Handflächen entsteht und immer größer wird. Visualisieren Sie außerdem, wie die goldene Sonne das Scheitel-Chakra Ihres Partners mit neuer Energie füllt und sich von dort aus in seinem ganzen Körper verteilt.

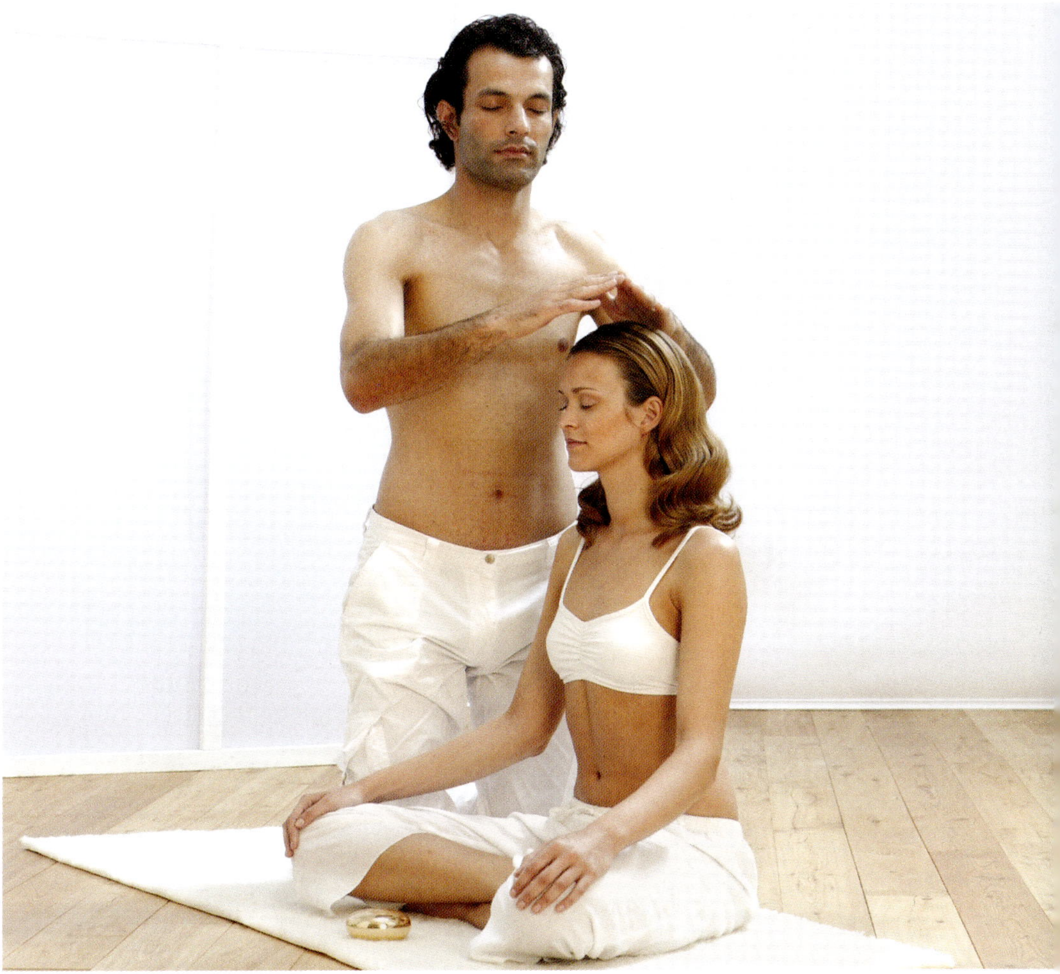

Massage des Scheitel-Chakras

▶ Gerade im Bereich des Scheitel-Chakras sollte die Behandlung nicht zu lange dauern. Beenden Sie sie nach einigen Minuten, indem Sie die Hände langsam und allmählich entfernen und sich anschließend noch kurz entspannen, bevor Sie die Sitzung beenden.

Massagen in der **Schwangerschaft**

▶ *Liebevolle Partnermassage*

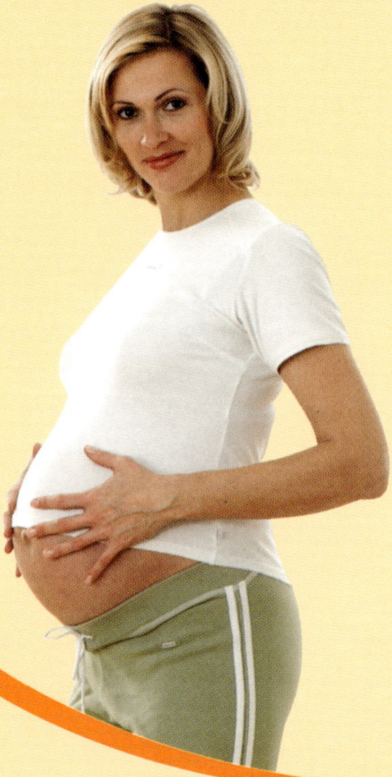

Eine Massage in der Schwangerschaft schafft eine tiefe Verbundenheit zwischen den werdenden Eltern und dem Kind. Selbst der Wehenschmerz kann mithilfe von Massagegriffen gelindert werden. Erfahren Sie hier, wie wohltuend eine Partnermassage in der Schwangerschaft für Mutter, Vater und auch Kind sein kann.

Liebevolle **Partnermassage**

Die Schwangerschaft ist eine aufregende, anstrengende, aber auch wunderschöne Zeit im Leben eines Paares. Jetzt sollten sich die werdenden Eltern bewusst Zeit füreinander nehmen, sich verwöhnen und liebkosen. Aber nicht immer gibt es im Alltag dafür ausreichend Möglichkeiten.

Massagen lindern nicht nur Schmerzen und Beschwerden der Muskeln und Gelenke, sie tragen auch zu einer tiefen Entspannung bei.

Zu Beginn der ersten Schwangerschaft sind in der Regel beide Partner berufstätig und schon ist die Zeit begrenzt. Nur das Wochenende bleibt für eine ausgiebige verwöhnende Partnermassage (siehe dazu Seite 22 ff.) übrig. Wer schon Kinder hat, muss noch viel umsichtiger mit der wenigen Zeit für einander umgehen. Die Zeit zur Massage muss man sich dann ganz bewusst einteilen, wenn die Kinder beschäftigt sind, vom Babysitter betreut werden oder schlafen. Doch eine schnelle Partnermassage zwischendurch ist allemal besser als gar keine Massage!

Was Sie für die Partnermassage brauchen:

- einen warmen, bequemen, gepolsterten Platz auf dem Boden zum Massieren mit einer Matratze, einer Matte oder mehreren dicken Decken
- Handtücher zum Schutz vor Ölflecken
- viele Kissen zum bequemen Liegen, eventuell zusätzlich einen Sitzsack und ein Sitzkissen für den Massierenden
- saubere Hände, kurz geschnittene Fingernägel
- Massageöl, das vorher angewärmt wurde
- eine wohlige Atmosphäre ohne Lärmquellen und Störungen

Die Massage von Nacken, Schultern und Rücken

Schnelles Schulternkneten, ohne die Kleidung ausziehen zu müssen, tut unwahrscheinlich gut!

▶ Setzen Sie sich einfach auf einen Stuhl an einen Tisch, legen Sie ein Kissen auf den Tisch oder, noch einfacher, legen Sie die Hände auf den Tisch und geben Sie Ihrem Kopf auf den Händen oder auf dem Kissen Stütze.

▶ Ihr Partner steht hinter Ihnen und knetet kräftig Ihre Schultern, den Nacken und den Rücken (Bild rechts).

▶ Dann klopft und trommelt Ihr Partner mit seinen Fingerspitzen über Ihren Rücken. Schließlich streicht er noch mit flachen Händen über den Rücken und beendet die Massage.

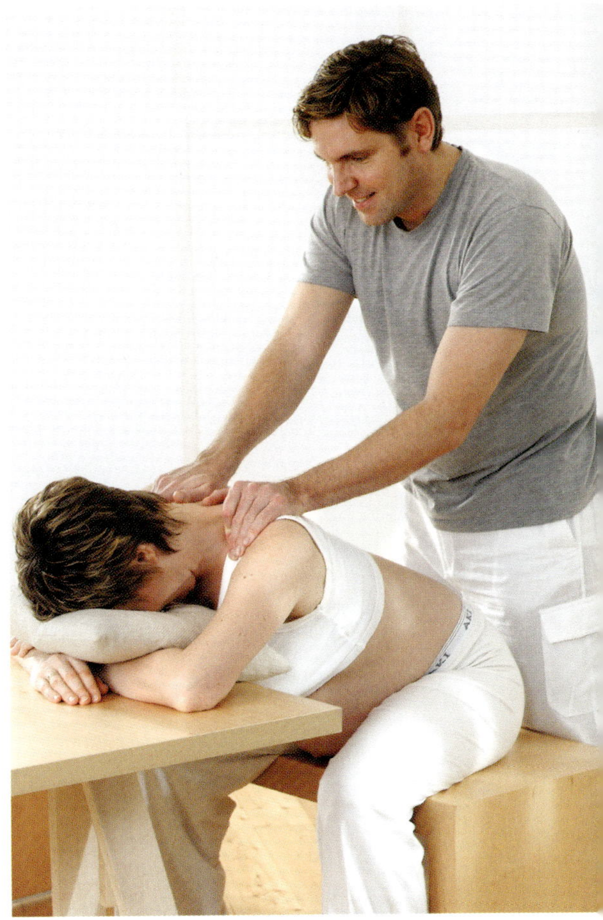

Die Massage mit dem Igelball und anderen Geräten

Die Massage mit dem Igelball am Rücken, am Nacken und an den Schultern ist einfach und wohltuend. Sie können dazu aber auch einen Massageroller verwenden.

▶ Sie sitzen wie oben beschrieben auf einem Stuhl an einem Tisch. Ihr Partner steht hinter Ihnen.

▶ Sagen Sie Ihrem Partner, wie stark der Druck des Igelballs bzw. des Massagegeräts sein soll. Kreisen und Rollen sind dabei die bevorzugten Massagetechniken (Bild Seite 152).

► Anschließend legt Ihr Partner das Massagegerät zur Seite und streicht mit seinen flachen Händen über Ihren Rücken und beendet so die Massage.

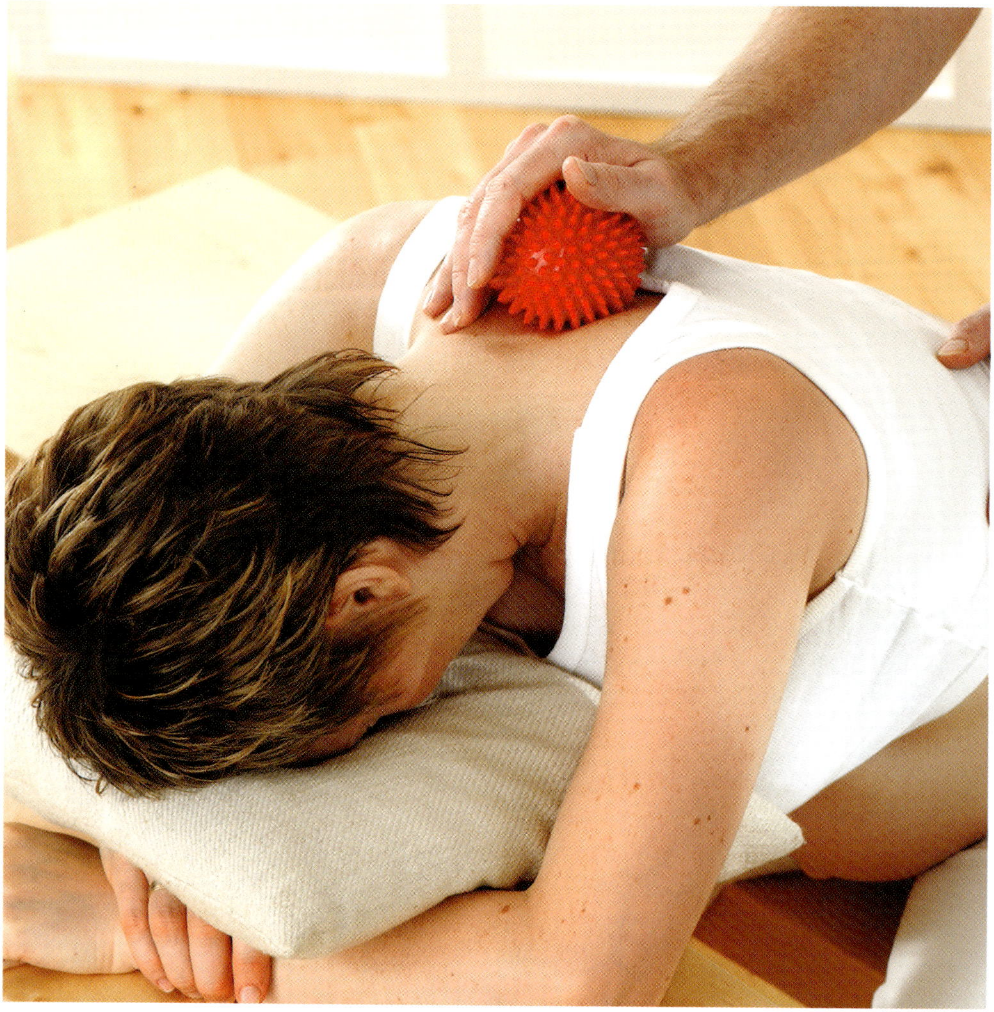

Die verwöhnende Partnermassage

Wie wohltuend eine Partnermassage sein kann, wissen diejenigen, die sie sich schon einmal gegenseitig gegönnt haben. Die verwöhnende Partnermassage wird mit wohlriechenden Ölen direkt auf der Haut ausgeführt. Geben Sie sich ganz den zärtlichen Händen Ihres Partners hin, lassen Sie Ihre Gedanken fließen, und vermeiden Sie unbedingt jegliche Art der Unterhaltung während der Massage! Die Massage ist nur dann wirklich wirksam, wenn Stille herrscht und Sie sich ganz auf die Berührungen einlassen können. Massage ist Liebe mit Leib und Seele und sollte nicht durch Gespräche gestört werden.

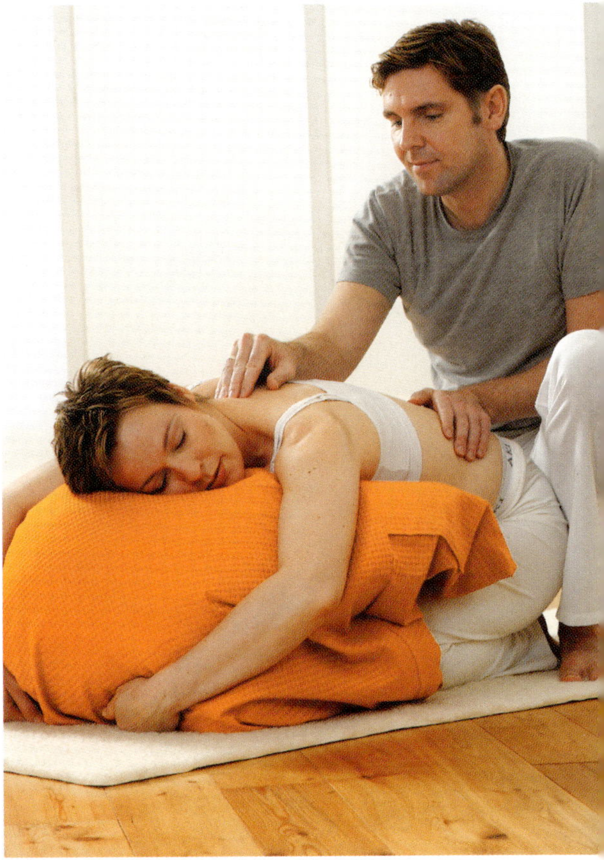

Die Massage von Nacken und Schultern

▶ Bauen Sie sich am besten einen Kissenberg vor sich auf, über den Sie sich mit dem Oberkörper legen. Sie können auch einen Sitzsack, ein Stillkissen und andere Kissen zu einem Berg aufschichten. Je höher Sie »hängen«, desto besser.

▶ Umarmen Sie den Kissenberg und begeben Sie sich in den Fersensitz.

▶ Jetzt nimmt Ihr Partner genügend Massageöl in seine Hände. Er verteilt es zuerst auf Ihrem Nacken und Ihren Schultern.

▶ Dann streicht er mit beiden Händen die Halswirbelsäule immer auf und ab.

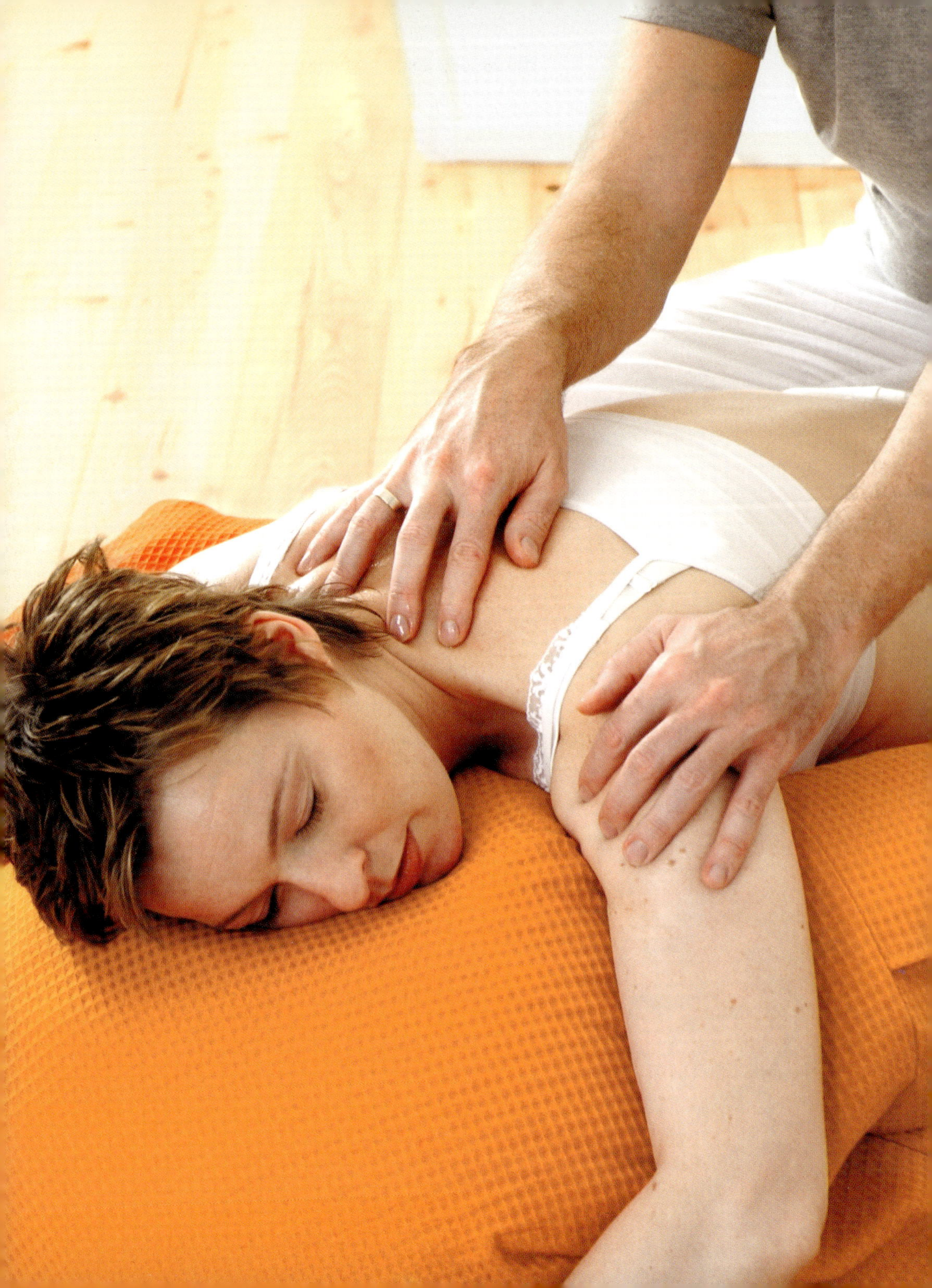

▶ Danach führt er mit den Fingerspitzen ganz kleine Kreise über den gesamten Nacken aus (Bild Seite 153).

▶ Schließlich gleitet er tiefer und beginnt, die Schultern zu massieren. Er streicht in großen Kreisen um die Schulterblätter herum, erst im Uhrzeigersinn, dann gegen den Uhrzeigersinn. Abschließend knetet und klopft er die gesamte Schulterpartie ab (Bild links).

▶ Je größer Ihr Bauch wird, desto eher kommt es aufgrund der veränderten Statik zu Verspannungen im Schulter-Nacken-Bereich. Dann ist eine solche Massage ganz besonders wohltuend.

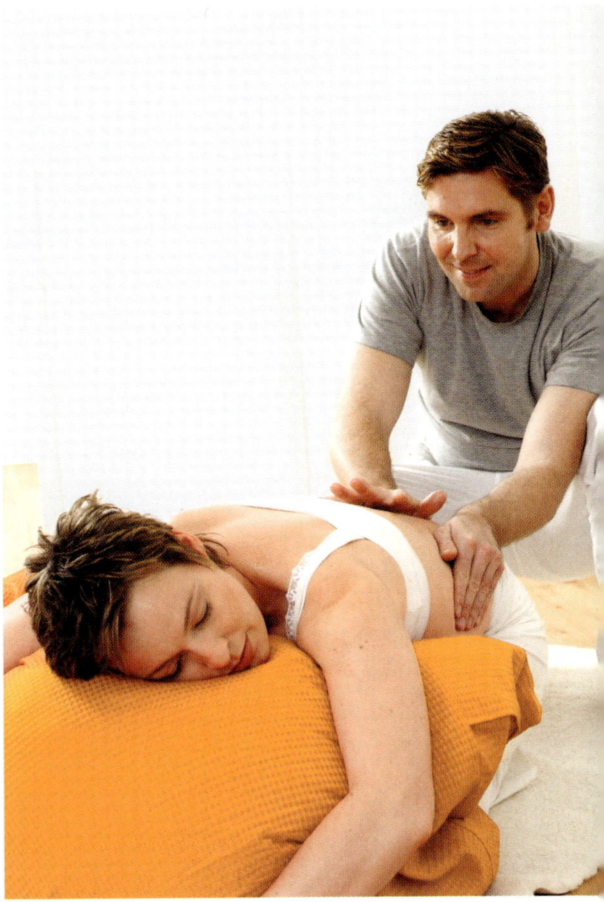

Die Massage des Rückens

▶ Sie liegen über Ihrem Kissenberg wie oben beschrieben. Ihr Partner steht hinter Ihnen.

▶ Er massiert Ihren ganzen Rücken abwärts mit kreisenden Bewegungen entlang der Wirbelsäule. Alle verspannten, verhärteten Stellen werden sanft und kreisend aufgelöst. Dicke Muskelstränge, die verspannt sind, werden mit dem Daumen sanft und vorsichtig ausgestrichen.

▶ Am Kreuzbein übt er mit seinen Handballen sanft kreisend Druck aus. Dies geschieht sehr behutsam und zart. Danach streicht er mit allen Fingern den unteren Rücken von der Mitte aus nach rechts und links (Bild rechts oben).

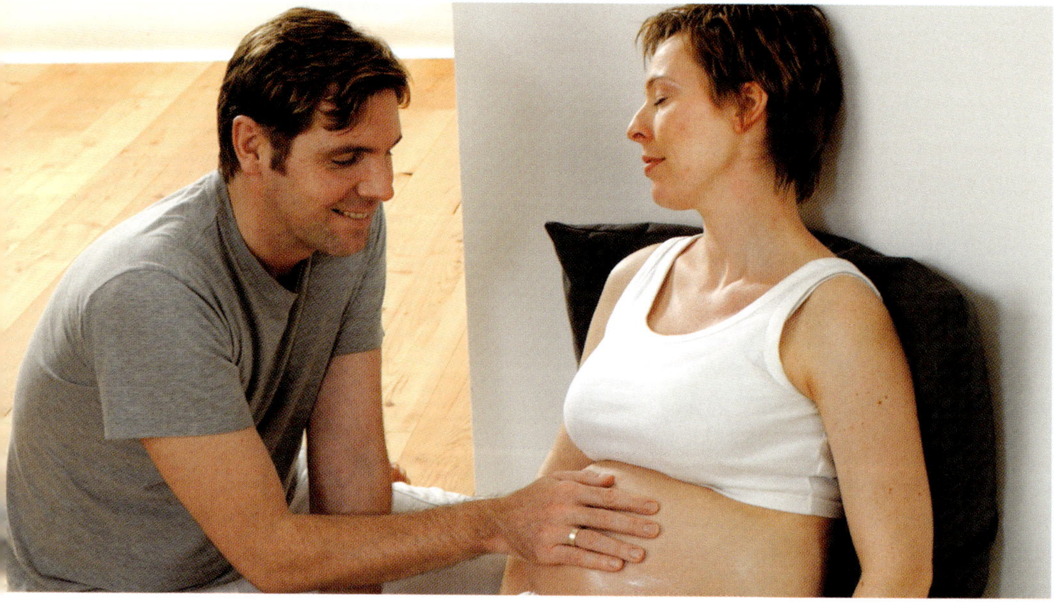

So nehmen die Eltern Kontakt zum Baby auf.

Die »Baby-ich-hab-dich-lieb«-Massage

▶ Lehnen Sie sich mit einem Kissen an eine Wand.

▶ Lassen Sie Ihren Partner Kontakt mit dem Baby aufnehmen. Dazu streichelt er Ihren Bauch mit etwas Öl ganz langsam und sanft im Uhrzeigersinn. Diese Berührung sollte weniger als Massage betrachtet werden, sondern vielmehr als Ausdruck der Verbundenheit und Liebe (Bild oben).

Die schlaffördernde Ganzkörpermassage

▶ Legen Sie sich auf ein Handtuch auf den Boden. Drehen Sie sich dann auf die rechte Seite.

▶ Ihr Partner setzt sich an Ihren Rücken. Mit einem gut duftenden Lavendelöl streicht er zuerst über Ihren Rücken, anschließend über den restlichen Körper.

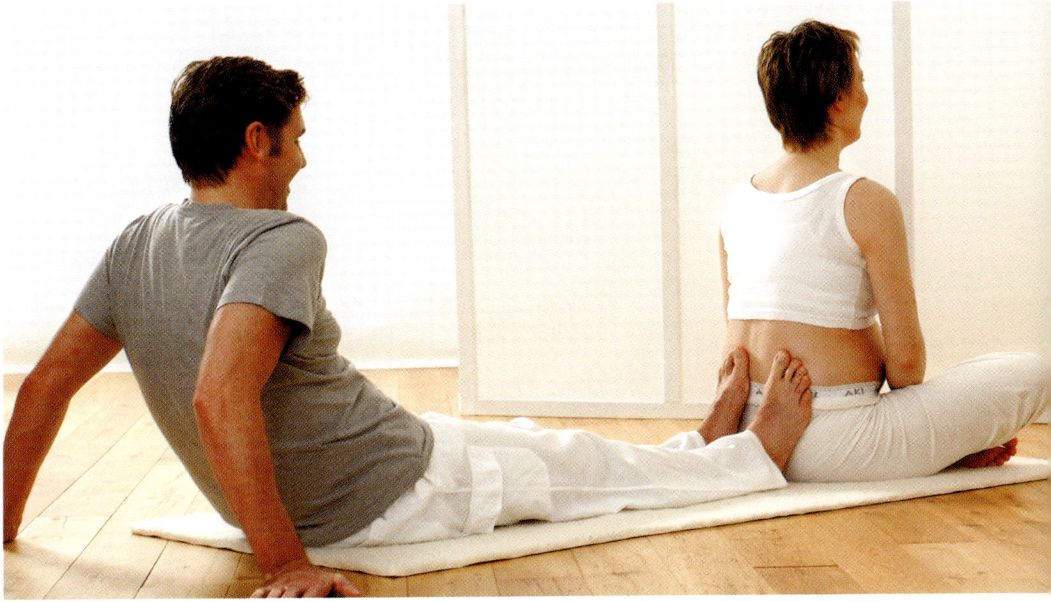

▶ Drehen Sie sich nun auf die andere Seite, damit alle Körperteile gleichermaßen verwöhnt werden können.

Stütze für den Rücken

Die Rückenstütze

▶ Setzen Sie sich aufrecht in den Schneidersitz. Ihr Partner setzt sich mit ausgestreckten Beinen hinter Sie, so dass seine Fußsohlen auf Ihrem Kreuzbein liegen. Er stützt sich mit den Armen hinter sich ab.

▶ Genießen Sie die Berührung der Füße. Sie vermitteln Ihnen Stütze und Halt im Kreuzbein (Bild oben).

▶ Nach einer Weile »massiert« Ihr Partner Sie sanft mit seinen Zehen. Wie fühlt sich diese Massage an?

Mit dieser Übung erfahren Sie durch Ihren Partner Stütze und Halt und spüren seine liebevolle Zuwendung.

Die Umarmung

Diese Übung wird am besten im Bett oder am Boden auf einer weichen Decke sitzend ausgeführt. Sie benötigen dazu eine Wand oder ein festes Bettgestell zum Anlehnen.

▶ Ihr Partner setzt sich hin und lehnt sich mit ausgestreckten und gespreizten Beinen an die Wand oder das Bettgestell.

▶ Nehmen Sie vor ihm Platz und schmiegen Sie sich mit Ihrem Rücken an seinen Bauch.

▶ Legen Sie Ihre Hände auf Ihren Bauch. Ihr Partner umschließt Ihre Hände mit seinen – spüren Sie gemeinsam das Kind.

▶ Lehnen Sie sich vollständig an Ihren Partner, schließen Sie beide die Augen und versuchen Sie, einen gemeinsamen Atemrhythmus zu finden (Bild links).

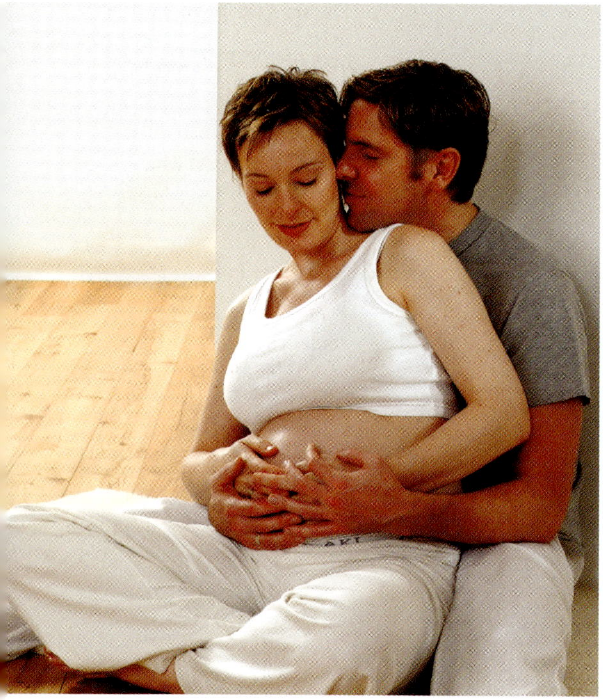

Wirkung der Übung

▶ Besonders schön ist diese Übung, wenn Sie sie mit dem Vater des Kindes ausführen, mit dem Sie in Liebe verbunden sind.

▶ Sie spüren Ihre Einheit und Verbundenheit durch das Fließen Ihres Atems und über die Hände, die mit Ihrem Kind Verbindung aufnehmen.

▶ Sich in den Arm zu nehmen ist ein Zeichen der Zuneigung. Auch im Alltag sollten Sie dazu immer einmal Zeit finden.

▶ So können Sie gemeinsam mit Ihrem Partner Momente der Schwangerschaft teilen.